口腔预防医学

实验教程

总主编 叶　玲

主　编 胡　涛

副主编 杨英明

编　者 （按姓氏音序排序）

蔡　和　四川大学华西口腔医学院
程　立　四川大学华西口腔医学院
程　然　四川大学华西口腔医学院
邓雅兰　四川大学华西口腔医学院
胡　涛　四川大学华西口腔医学院
雷　蕾　四川大学华西口腔医学院
罗晶晶　四川大学华西口腔医学院
王国松　四川大学华西口腔医学院
杨　津　四川大学华西口腔医学院
杨英明　四川大学华西口腔医学院
张　睿　四川大学华西口腔医学院

人民卫生出版社

·北　京·

图书在版编目（CIP）数据

口腔预防医学实验教程 / 胡涛主编 . —北京：人民卫生出版社，2023.10

ISBN 978-7-117-35425-7

Ⅰ. ①口… Ⅱ. ①胡… Ⅲ. ①口腔科学-预防医学-实验-医学院校-教材 Ⅳ. ①R780.1-33

中国国家版本馆 CIP 数据核字（2023）第 191223 号

口腔预防医学实验教程

Kouqiang Yufang Yixue Shiyan Jiaocheng

主　　编：胡　涛

出版发行：人民卫生出版社（中继线 010-59780011）

地　　址：北京市朝阳区潘家园南里 19 号

邮　　编：100021

E - mail：pmph @ pmph.com

购书热线：010-59787592　010-59787584　010-65264830

印　　刷：天津市光明印务有限公司

经　　销：新华书店

开　　本：787 × 1092　1/16　　印张：9.5

字　　数：165 千字

版　　次：2023 年 10 月第 1 版

印　　次：2023 年 11 月第 1 次印刷

标准书号：ISBN 978-7-117-35425-7

定　　价：88.00 元

打击盗版举报电话：010-59787491　E-mail：WQ @ pmph.com

质量问题联系电话：010-59787234　E-mail：zhiliang @ pmph.com

数字融合服务电话：4001118166　E-mail：zengzhi @ pmph.com

前 言

“健康中国”战略的大力实施正在加快推动我国医疗模式从疾病治疗向疾病预防的重大转变，口腔卫生保健事业亟需从培养理念、培养方式等方面调整人才培养范式。具体来讲，就是要让医学生将预防理论贯穿于医学实践中，通过实施“三早防治”帮助病人尽可能减少罹患疾病后昂贵且费时的治疗。因此，我们以配合《口腔预防医学》理论课内容为目的，编撰了《口腔预防医学实验教程》，希望更好地帮助学生了解实验课程的目的、要求、安排和注意事项等，掌握实验课程的内容、方法和步骤，加深对基本理论、基本知识和基本技能的理解，进而更好地运用口腔预防保健措施为人民健康服务。

本书在包含了传统的口腔健康调查及口腔健康教育与促进等内容的基础上，结合临床工作及未来发展趋势，新增了“龋风险评估”“龋病的早期检测”“色素斑的美学处理”“白垩斑的微创修复”“儿童第一恒磨牙预成冠技术”等内容，进一步丰富了口腔预防医学实验内容，体现了临床预防工作的最新成果。通过形象准确的描述将理论课程的内容具象化是本书的一大特色，希望可以帮助口腔医学专业本科学生深刻认识口腔预防医学的实践内容，加深对口腔预防相关的流行病学调查、宣教以及临床技术的了解，在实验室以及社区等练习中加以运用，培养以预防为导向的口腔临床诊疗思维。

在此，衷心感谢为教程撰写付出大量时间与精力的李明明博士、段绍颖博士、蒋菡博士、向勇博士、赵家亮硕士以及程怡婷硕士，感谢为本书编辑出版发行付出辛劳的同仁。作为初版，本书肯定存在诸多不足，希望广大的口腔医务工作者、口腔院校师生多提宝贵意见和建议。有了你们的支持和帮助，我坚信本书会越来越好！

胡 涛

2023 年 7 月

目　录

第一章　龋病风险评估

【目的和要求】

1. 掌握实验室龋病风险因素采集的常用技术方法，包括各种龋活跃性试验，即 Cariostat 试验、Dentocult SM 试验、Dentocult LB 试验、Dentobuff Strip 试验、唾液流速检测等。

2. 了解多种多因素龋病风险评估系统，熟悉 Cariogram 龋病风险评估系统的操作流程及应用。

【实验内容】

1. 实验室龋病风险因素采集的常用技术方法

（1）Cariostat 试验；

（2）Dentocult SM 试验；

（3）Dentocult LB 试验；

（4）Dentobuff Strip 试验；

（5）唾液流速检测。

2. 龋病风险评估系统

（1）Cariogram 龋病风险评估系统；

（2）ADA 龋病风险评估系统；

（3）CAT 龋病风险评估系统；

（4）CAMBRA 龋病风险评估系统。

【实验用品】

口镜、镊子、普通探针、CPI 牙周探针、器械盘、无菌手套、一次性医用口罩、一次性医用帽子，带刻度量杯，滴定管，食用无味蜡片，Cariostat 试剂盒，Dentocult SM 试剂盒、Dentocult LB 试剂盒、龋齿指示试纸，37℃恒温培养箱，35℃恒温培养箱。

【方法和步骤】

1. 龋活跃性试验

（1）Cariostat 试验：利用 Cariostat 试剂盒检测口腔中变异链球菌、乳杆菌、放线菌等致龋菌群的产酸能力，进而对被检查者的龋病易感性进行量化分级，可以用于婴儿萌牙前的口腔环境检查，各年龄段的儿童和成人，孕妇，残障人士等所有人群，是一项应用广泛的龋病检测技术。

原理：试剂盒试剂由胰蛋白胨、蔗糖、氯化钠、溴甲酚等组成。以胰蛋白为氮源、蔗糖为碳源、溴甲酚为酸性显示剂，用棉签轻轻擦拭牙齿表面采取菌样，经 48 小时的 37℃恒温培养，通过肉眼观察试剂颜色的变化，从而对致龋菌群的生长及分解蔗糖的程度进行结果判定，进而判定机体罹患龋病的敏感度。

步骤如下。

1）采集样本前在培养基标签上做好标记，并在记录本上做好对应记录；

2）用专用无菌取样棒（拭子）在双侧上颌磨牙颊侧近牙颈部各擦拭 3~5 次，继续擦拭下颌前牙唇侧牙颈部 3~5 次（图 1-0-1）；

3）将棉棒放入培养基内，将取样棒在培养基中上下搅动 5 次，丢弃取样棒，盖好培养基盖子；

4）将培养基放入恒温培养箱（图 1-0-2A），在 37℃培养 48 小时（48 ± 4 小时）后，根据颜色变化，与标准比色卡对比（图 1-0-2B），读取检验结果（表 1-0-1）。

注意事项如下。

1）取样时请戴好口罩和橡皮手套。

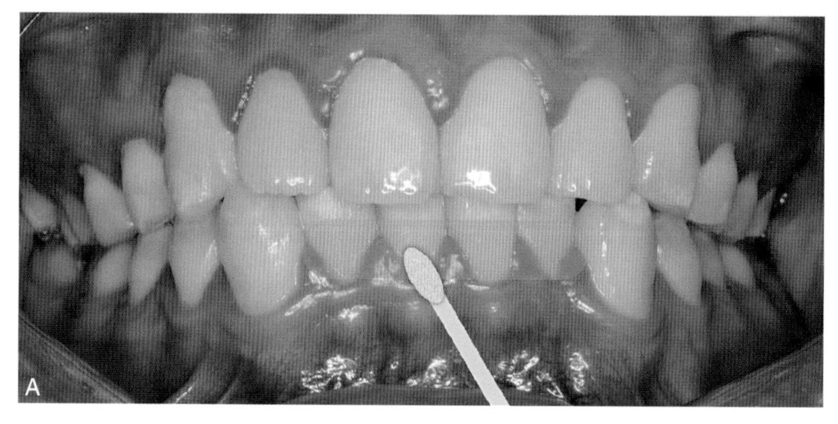

图 1-0-1　Cariostat 试验取样示意图

A. 无菌取样棒（拭子）在下颌前牙取样示意图

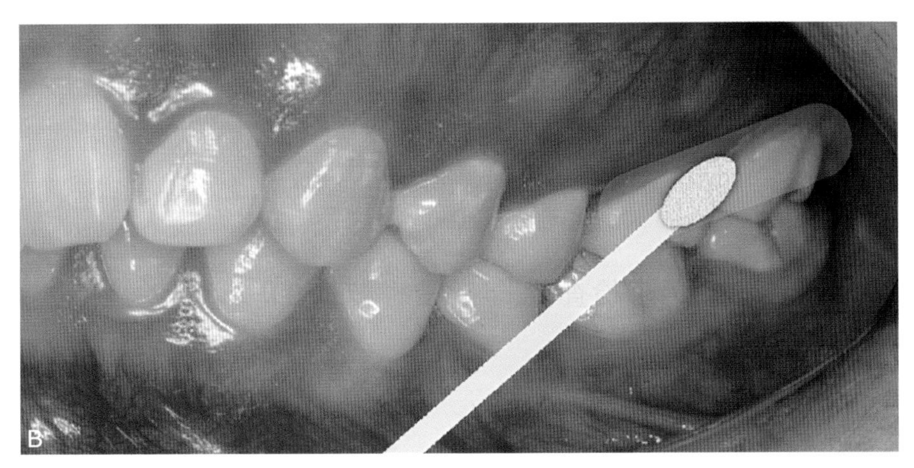

图 1-0-1（续）
B. 无菌取样棒（拭子）在上颌磨牙取样示意图

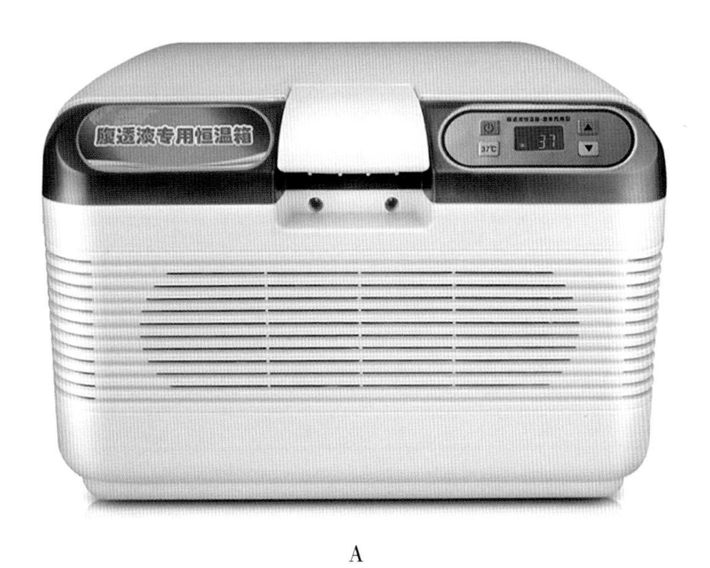

A

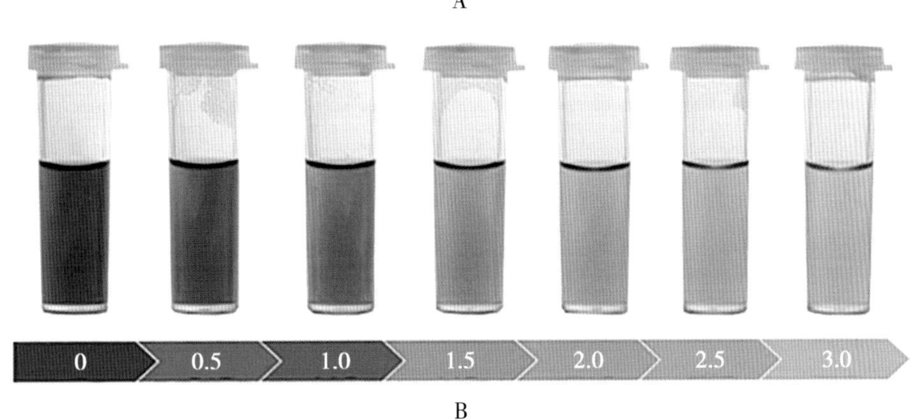

B

图 1-0-2　Cariostat 试验仪器及比色系统
A. 37℃恒温箱　B. Cariostat 试验比色参照系统

表 1-0-1　Cariostat 试验检验结果判别参考表

CAT 值	颜色	pH 范围	易感性	结果建议
0	蓝色	6.0 以上	安全区	坚持口腔护理 保持口腔卫生 涂氟 2 次 / 年 口腔检查 2 次 / 年
0.5	深绿色	5.9~5.7		
1	浅绿色	5.6~5.2	注意区	强化口腔卫生指导 涂氟 4 次 / 年，口腔检查 4 次 / 年
1.5	黄绿色	5.1~4.9	危险区	必须到正规的医疗机构进行全面的口腔检查及龋病治疗 个性化口腔卫生指导，4 次 / 年评估 涂氟 4 次 / 年，口腔检查 4 次 / 年
2	浅黄绿色	4.8~4.6	高危险区	必须到正规的医疗机构进行全面的口腔检查及龋病治疗
2.5	浅黄色	4.5~4.3		一对一强化口腔卫生指导，短期内增加评估频率，达到有效控制牙菌斑的效果 涂氟 4 次 / 年或以上，口腔检查 6 次 / 年或以上
3	黄色	4.2 以下		

2）不同部位取样时要用取样棒的不同部位（取上颌磨牙时用取样棒侧面，取完一侧后将取样棒旋转 180° 后取另一侧，下颌前牙取样用取样棒的尖端擦拭）。

3）如果磨牙有金属预成冠等，则擦拭旁边牙齿或对侧牙。

4）对于未萌牙的婴儿，用无菌棉棒擦拭上下颌牙槽处黏膜取样；乳前牙萌出者，擦拭所有萌出牙唇面；乳磨牙萌出者，擦拭所有上颌萌出牙唇颊面及下颌磨牙颊面。

5）棉签取样时尽量避免较多的食物残渣，避免口腔唾液的污染，可以让受检者清水漱口，把口里的唾液尽量吐干净或咽干净，棉签尽量只擦拭牙面。

6）不能将收集棉棒的试剂瓶长时间放置在过冷或过热的环境中，应尽早放入 37℃恒温箱中培养，在外放置时间不超过 4 小时。

（2）Dentocult SM 试验：通过收集唾液培养变异链球菌，观察每毫升菌落形成单位（CFU/mL）来判断龋活跃性。

步骤：检查时，让被检查者坐直，咀嚼石蜡块 1 分钟后，将专用附着板置于被检查者舌背，正反轻压 10 次，使其被唾液湿润；让被检查者上下唇轻抿，以去除附着板上多余的唾液后，将其置于 Dentocult SM 试剂瓶中，并使瓶盖保持 1/4 开启、瓶身直立。37℃恒温培养 48 小时后，取出附着板，观察变异链球菌菌落密集度，并与标准板比较，记录等级情况（图 1-0-3）。

结果判断：分四级："0 和 1"：$<10^5$；"2"：$<10^5$~10^6；"3"：$>10^6$。"3" 为高龋活性。

注意事项：在使用抗生素期间或使用抗生素 2 周内，不能使用该试剂盒进行变异链球菌数量的检测。

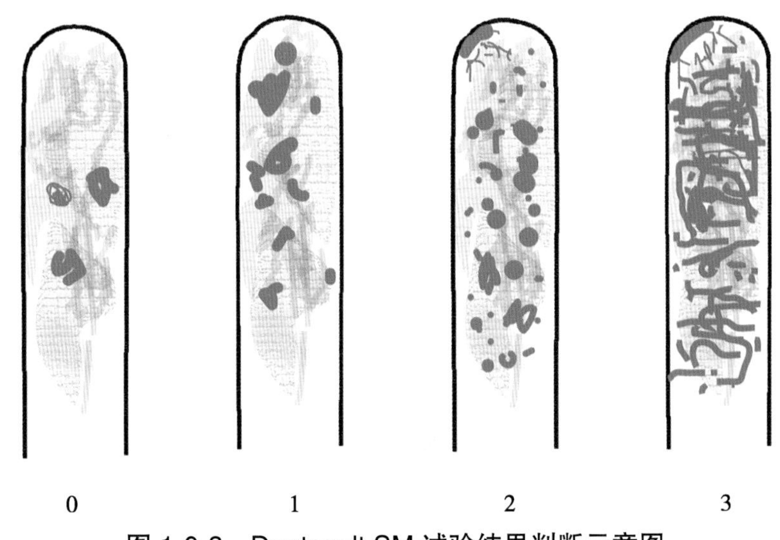

图 1-0-3　Dentocult SM 试验结果判断示意图

（3）Dentocult LB 试验：主要观察乳杆菌在唾液中的数量，也以每毫升菌落形成单位（CFU/mL）来判断。

步骤：检查时，让被检查者坐直，咀嚼石蜡块 1 分钟后，收集唾液于容器内，再将唾液均匀浇在培养板上的培养基表面，使唾液均匀湿润覆盖培养基薄片的两面，将培养基薄片放入培养管内，35℃培养 4 天，观察附着的乳杆菌菌落密集度，与标准板对比，确定等级情况（图 1-0-4）。

结果判断：>10 000/mL（10^4CFU/mL）为高龋活性。

注意事项：在使用抗生素期间或使用抗生素 2 周内，不能使用该试剂盒进行乳杆菌数量的检测。

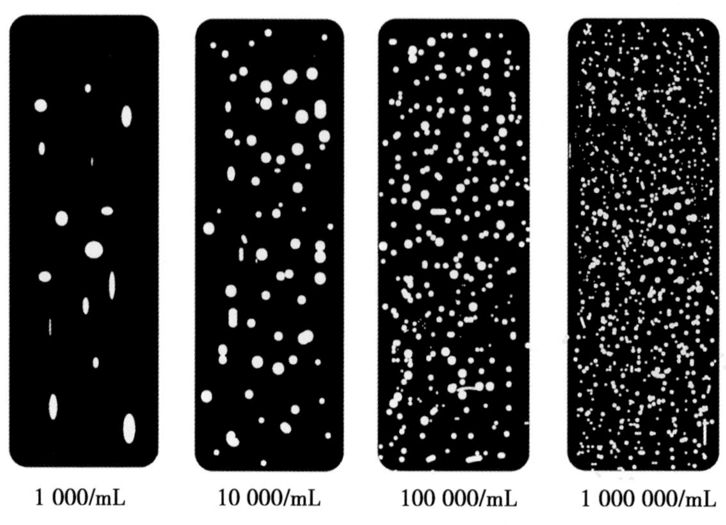

图 1-0-4　Dentocult LB 试验结果判断示意图

（4）Dentobuff Strip 试验：了解唾液的缓冲能力。

步骤：用受试者唾液润湿含指示剂的黄色酸性试纸（图 1-0-5A，图 1-0-5B），酸性试纸 pH 提高，则试纸变为蓝色，说明唾液具有一定缓冲能力。

结果判断：试纸从黄色变为蓝色，表示 pH>6.0，说明唾液有缓冲能力，颜色不变则缓冲能力差（图 1-0-5C）。

A

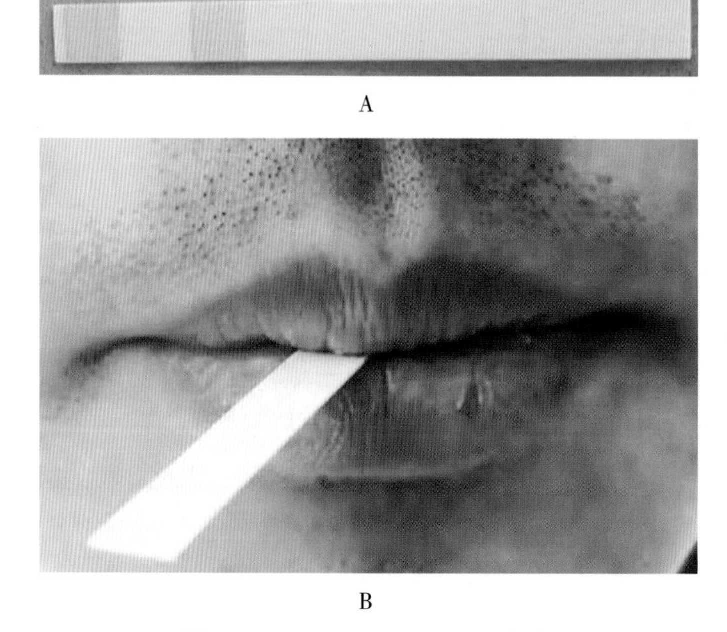

B

图 1-0-5　Dentobuff Strip 试验
A. 酸性试纸　B. 唾液润湿酸性试纸

高缓冲能力　　中缓冲能力　　低缓冲能力

C

图 1-0-5（续）

C. 结果判读标准比色板

（5）唾液流速检测：受检者处于安静、舒适、光线充足的环境中，安静坐 5 分钟；取坐位，睁眼，头略前倾；咽下口中的全部唾液后不能再吞咽、讲话、阅读等。

予大约 1g 石蜡，开始计时，咀嚼 1 分钟，吐出第一口唾液到量杯中（图 1-0-6）；继续咀嚼石蜡 5 分钟，约 1 分钟吐 1 次唾液，将所有 5 分钟内产生的唾液吐于量杯中。读出刺激性唾液总量，计算唾液流率，并以 mL/min 表示。

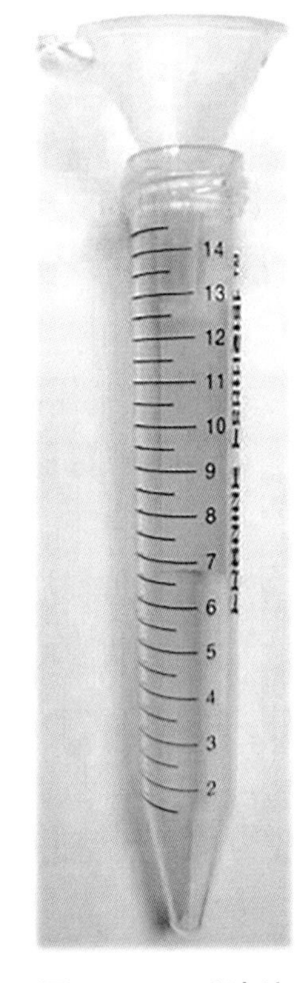

图 1-0-6　唾液流速检测量杯

2. 龋病风险评估系统

（1）Cariogram 龋病风险评估系统：Cariogram 是由瑞典学者 Petersson 开发的龋病风险评估计算机模型，是将受试者的各种危险因素作为变量输入计算机程序，并将最终结果以饼形图显示出来。考虑到龋病风险中各因素之间的交互关系，该程序通过权重评估来预测受试者的龋病风险，并提出针对性的新发龋坏预防方法。该评估系统包含了患龋经历、相关疾病、饮食结构、饮食次数、牙菌斑量、变异链球菌、氟化物应用项目、唾液分泌、唾液的缓冲能力等 9 个与龋病发生相关的要素。输入上述要素检测的相应分数（0~3），即可通过程序运算，以饼形图展示结果。绿色部分代表“避免新发龋坏实际发生的可能性（actual chance to avoid new cavites，1%~100%）”，显示患者未来一段时间患龋的可能性。

该系统在风险评估时采用软件形式，加之所含因素少，因此它具有需调查项目少、操作更便捷的优点。该系统虽能有效辨别成年人龋病的危险等级，但在评估儿童龋病风险时尚有一定的局限性。

具体操作如下。

1）问卷调查：收集受检者的一般资料、家族遗传病情况、相关系统性疾病及服用药物史、饮食结构和频率、口腔保健意识和行为、过去 1 年的口腔健康状况和就医情况、氟化物口腔保健产品使用情况（问卷见附录）。

2）牙表面菌斑内产酸菌的产酸能力检测：根据龋活跃性试验中“Cariostat 试验”操作步骤进行牙表面菌斑内产酸菌的产酸能力检测，48 小时候阅读结果并记录，并依据 Cariostat 龋易感性检测与 Cariogram 标准值关系进行转换。

3）口腔卫生状况记录：使用 Silness-Loe 菌斑指数检查和记录口腔卫生状况。视诊结合探诊的方法检查，用探针轻划牙面，根据菌斑的量和厚度记分（图 1-0-7）。

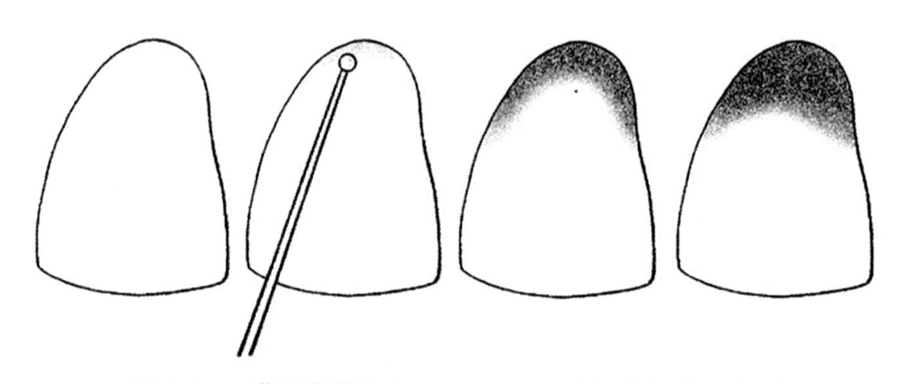

图 1-0-7　菌斑指数（plaque index，PI）记分标准示意图

菌斑指数（plaque index，PI）记分标准如下。

0= 龈缘区无菌斑

1= 龈缘区的牙面有薄的菌斑，但视诊不可见，若用探针尖刮牙面可见牙菌斑

2= 在龈缘或邻面可见中等量菌斑

3= 龈沟内或龈缘区及邻面有大量软垢

菌斑指数检查指数牙 16、26、36、46、11、31，如不能检查，选择邻近牙齿替换。每颗牙检查 4 个牙面，即近中颊面、正中颊面、远中颊面以及舌面。每颗牙的记分为 4 个牙面记分之和除以 4，个人记分为每颗牙记分之和除以受检牙数。

4）唾液流速及缓冲能力检测：见本章节前述内容。

5）牙列检查

检查全口牙齿的龋失补相关情况：根据 WHO 标准，采用平面口镜和 CPI 探

针在人工光源下，以视诊结合探诊的方式进行龋病检查并记录。

标准如下：龋病检查顺序按顺时针方向：检查口腔4个象限，即右上—左上—左下—右下。探诊要注意牙体色、形、质的改变，用CPI探针探到牙的点隙窝沟或光滑面有明显龋洞、牙釉质下破坏，或可探到软化洞底或洞壁。但对于牙釉质上的白斑、着色的不平坦区、探针可插入的着色窝沟但底部不发软及中到重度氟牙症所造成的牙釉质上硬的凹陷，均不诊断为龋。每颗牙的5个面（前牙4个面）都要检查到。混合牙列的检查要注意区分乳牙和恒牙，填写表格时记录符号的不同（恒牙龋失补牙指数——DMFT，乳牙龋失补牙指数——dmft）。D=decay，龋，指口腔中发生龋病的牙数。M=miss，失，指口腔中因为龋病而失去的牙齿数目（9岁以下的儿童，丧失了不该脱落的乳牙即为龋失；>30岁不再区分失牙是因为龋病还是牙周病）。F=fill，补，因龋病而做过充填治疗的牙数。

对于没有发现明显龋洞的牙齿的个体：操作者应观察牙面脱矿白垩斑情况，依此判断其龋病历史，结果记入临床判断，标准如下（表1-0-2）。

表1-0-2　龋病临床判断标准

代码	临床观察病变	组织学意义
0	吹干5秒后牙釉质透明度仍未发现改变	无牙釉质脱矿
1	潮湿牙面未见异常，吹干5秒后发现明显的不透明斑块（白色）	牙釉质脱矿局限在外层1/2
2	不用吹干，即能看见明显的不透明斑块（白色）	牙釉质脱矿（可能未被感染）超过牙釉质外1/2到牙本质外1/3
3	牙釉质龋洞，或看见牙釉质下变色牙本质	牙本质脱矿（轻微感染）到牙本质中1/3
4	牙本质龋	牙本质脱矿到牙本质内1/3（重度感染）

其他情况：记录口腔内深窝沟、充填物、食物嵌塞、邻牙（第三恒磨牙）低位阻生、颊倾、牙釉质发育不良、基牙或者固定修复、固定矫治、牙龈萎缩等相关因素。

6）记录值转化：按照下述标准将采集到的风险因素进行代码转化。

①患龋经历

0= 没有龋齿、因龋充填或因龋失牙

1= 好于该地区该年龄组平均水平

2= 该地区该年龄组正常水平

3= 低于该地区该年龄组平均水平；或在过去 1 年发现新的龋齿或因龋充填及失牙

②相关疾病

0= 没有与龋病密切相关的系统性疾病

1= 间接影响龋进程的轻度疾病或可能导致高龋的风险疾病，如视力不佳、无法移动

2= 严重、长期的疾病，如长期卧床或需要持续给药维持唾液分泌

③饮食结构

0= 非常好的饮食结构：摄入很低水平的糖或其他可能致龋的碳水化合物

1= 适当的饮食结构：摄入较低水平的糖或其他可能致龋的碳水化合物

2= 摄入高水平的糖或其他可能致龋的碳水化合物

3= 摄入很高水平的糖或其他可能致龋的碳水化合物

④饮食（包括零食）频率

0= 每天最多 3 次

1= 每天 4~5 次

2= 每天 6~7 次

3= 每天多于 7 次

⑤菌斑量

0= 非常良好的口腔卫生状况：PI<0.4，无菌斑，所有牙齿表面清洁

1= 良好的口腔卫生状况：PI=0.4~1.0，菌斑存在游离龈边缘或牙齿邻接区，只能借助探针发现

2= 一般口腔卫生状况：PI=1.0~2.0，肉眼可见软垢积聚

3= 口腔卫生不良：PI>2.0，大量软垢积聚，患者不愿清洁牙齿或清洁困难

⑥变异链球菌——以 Cariostat 值转换替代

0=CAT 值为 0 或 0.5

1=CAT 值为 1.0

2=CAT 值为 1.5

3=CAT 值为 2.0、2.5 或 3.0

⑦氟应用（除氟化水）

0= 含氟牙膏加持续氟保护措施

1= 含氟牙膏加偶尔氟保护措施

2= 只有含氟牙膏

3= 不使用含氟牙膏或其他氟保护措施

⑧唾液分泌

0= 正常唾液分泌，≥ 1.1mL/min 刺激唾液

1= 低唾液分泌，0.9~1.1mL/min 刺激唾液

2= 低唾液分泌，0.5~0.9mL/min 刺激唾液

3= 非常低的唾液分泌或干燥综合征，<0.5mL/min 刺激唾液

⑨唾液缓冲

0= 充足

1= 减少

2= 低

⑩临床判断

0= 积极的牙齿保护印象，包括社会因素

1= 正常的牙齿保护印象，包括社会因素

2= 消极的牙齿保护印象，包括社会因素

3= 非常差的牙齿保护印象，包括社会因素

7）龋病风险预测：转化值录入到 Cariogram 软件中，根据 Cariogram 龋病风险评估系统变量评分标准，对研究对象龋病相关危险因素进行评分。将相关数据资料依次输入 Cariogram 软件系统，由程序自动输出龋病风险评估评分并以饼形图方式显示（图 1-0-8），其中绿色部分“避免新发龋坏实际发生的可能性（actual chance to avoid new cavites）”即 Cariogram 值。

结果评估：当饼形图绿色部分数字为 0~20% 时，提示患者未来患龋风险为极高风险；当饼形图绿色部分数字为 21%~40% 时，提示患者未来患龋风险为高风险；当饼形图绿色部分数字为 41%~60% 时，提示患者未来患龋风险为中风险；当饼形图绿色部分数字为 61%~80% 时，提示患者未来患龋风险为低风险；当饼形图绿色部分数字为 81%~100% 时，提示患者未来患龋风险为极低风险。

（2）ADA 龋病风险评估系统：ADA 龋病风险评估表是由美国牙医协会于 2004 年提出，用以帮助口腔科医师评估患者的患龋风险，是目前龋病风险评估系统中应用最为广泛的一种。该风险评估共有两个表格：龋病风险评估表（0~6 岁）（表 1-0-3）及龋病风险评估表（>6 岁）（表 1-0-4），主要包括三个方面，即致龋环境因素、一般健康情况和口腔临床情况，其中前两项可通过调查问卷获得，最后一项需要通过临床检查获得。

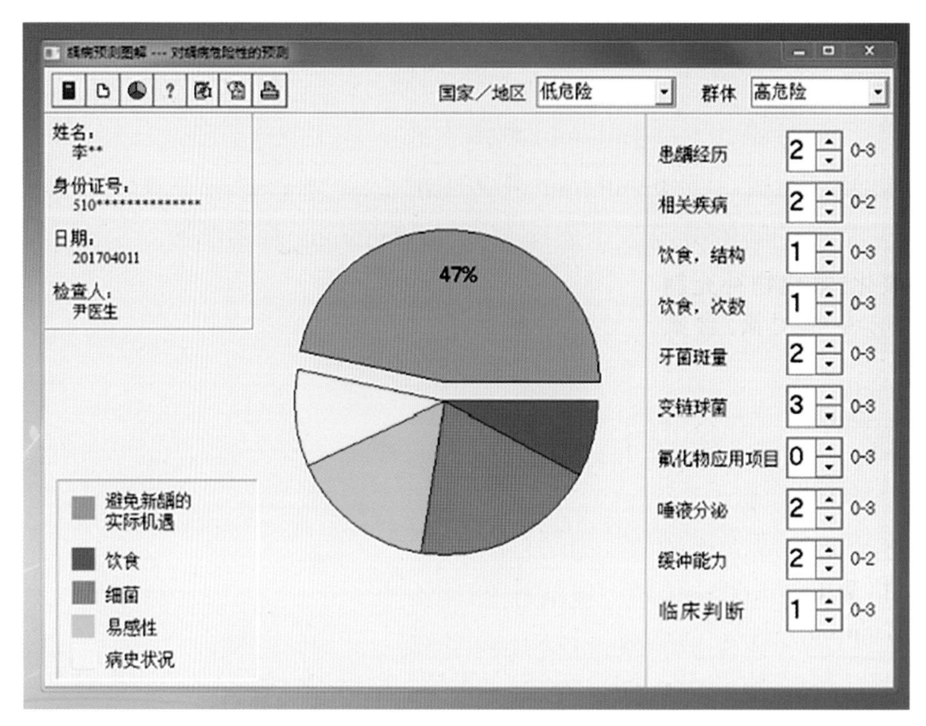

A

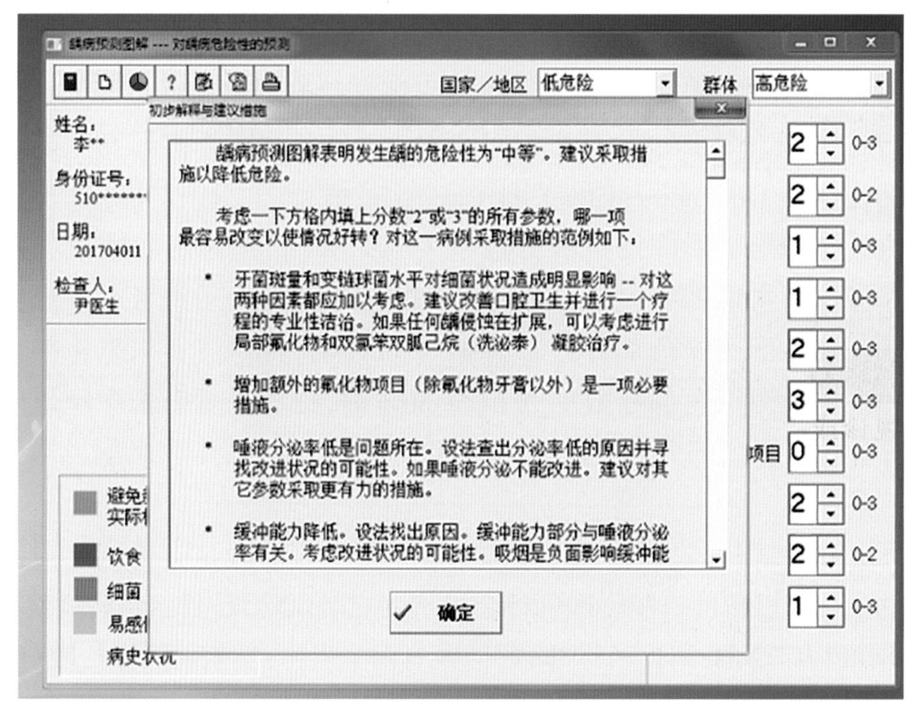

B

图 1-0-8　Cariogram 龋病风险评估系统变量评分结果判定

A. 对龋病的危险性预测　B. 初步解释及防治建议措施

表 1-0-3　ADA 龋病风险评估表(0~6 岁)

	姓名:		出生日期:	
	年龄:		记录时间:	
		低风险	中风险	高风险
	致龋环境因素		圈出或勾出符合条件的选项	
Ⅰ	氟化物的使用(饮水氟化,氟化物补充制剂,专业用氟,含氟牙膏)	有	无	/
Ⅱ	含糖的食物或饮料(果汁、碳酸饮料、能量饮料、医用糖浆)	进餐时间饮用	餐间频繁饮用	睡觉期间用奶瓶或者带嘴吸管杯饮用
Ⅲ	被纳入龋病防治项目(WIC,Head Start,Medicaid or SCHIP)	无	/	有
Ⅳ	母亲、监护人或兄弟姐妹的患龋经历	过去 24 个月没有龋齿发生	过去 7~23 个月有龋齿发生	过去 6 个月有龋齿发生
Ⅴ	牙科档案:建立个人的牙科档案	是	否	/
	一般健康情况		圈出或勾出符合条件的选项	
Ⅰ	特殊的健康护理(因身体、心理缺陷或医疗条件限制,需要有专人帮助进行口腔卫生保健和预防)	否	/	是
	口腔临床检查情况		圈出或勾出符合条件的选项	
Ⅰ	视诊或放射性检查发现龋损或修复体	过去 24 个月未出现新的龋损或修复体	/	过去 24 个月出现新的龋损或修复体
Ⅱ	早期龋损	过去 24 个月没有新的龋损发生	/	过去 24 个月有新的龋损发生
Ⅲ	因龋导致的缺牙	无	/	有
Ⅳ	可视性牙菌斑	无	有	/
Ⅴ	正在进行牙齿修复或矫正(固定或活动)	否	是	/

续表

	口腔临床检查情况	圈出或勾出符合条件的选项		
Ⅵ	唾液流速	充足	/	不充足
	龋风险总评估结果	低	中	高
	监护人说明：			

表 1-0-4　ADA 龋病风险评估表（>6 岁）

	姓名：		出生日期：	
	年龄：		记录时间：	
		低风险	中风险	高风险
	致龋环境因素	圈出或勾出符合条件的选项		
Ⅰ	氟化物的使用(饮水氟化，氟化物补充制剂，专业用氟，含氟牙膏)	有	无	/
Ⅱ	含糖的食物或饮料(果汁、碳酸饮料、能量饮料、医用糖浆)	进餐时间饮用	/	餐间频繁饮用
Ⅲ	被纳入龋病防治项目（WIC，Head Start，Medicaid or SCHIP）	无	/	有
Ⅳ	牙科档案：建立个人的牙科档案	是	否	/
	一般健康情况	圈出或勾出符合条件的选项		
Ⅰ	特殊的健康护理(因身体、心理缺陷或医疗条件限制，需要有专人帮助进行口腔卫生保健和预防)	否	是(超过 14 岁)	是（6~14 岁）
Ⅱ	化疗 / 放疗	否	/	是
Ⅲ	饮食失调	否	是	/
Ⅳ	药物使用导致唾液流速降低	否	是	/
Ⅴ	药物 / 酒精滥用	否	是	/

续表

	口腔临床检查情况	圈出或勾出符合条件的选项		
Ⅰ	早期龋损,视诊或放射性检查发现龋损或修复体	过去36个月未出现新的龋损或修复体	过去36个月未出现1~2颗新的龋损或修复体	过去36个月出现3颗或以上新的龋损或修复体
Ⅱ	过去36个月因龋失牙	无	/	有
Ⅲ	可视性牙菌斑	无	有	/
Ⅳ	不利于口腔卫生的牙齿形态异常	无	有	/
Ⅴ	有1个或多个邻近的修复体	无	有	/
Ⅵ	牙根根面暴露	无	有	/
Ⅶ	修复体边缘有悬突或封闭不良,易导致食物残留	无	有	/
Ⅷ	正在进行牙齿修复或矫正(固定或活动)	否	是	/
Ⅸ	严重的干燥综合征	否	/	是
	龋风险总评估结果	低	中	高
	监护人说明:			

该系统关于龋病风险性的分级标准是:①低风险:仅有符合“低风险条件”的因素;②中风险:具有“低风险条件”和“中风险条件”或仅具有“中风险条件”;③高风险:有一项或多项符合“高风险条件”的因素。

虽然该表格覆盖了所有年龄段人群,并且对龋风险高危、龋风险中危、龋风险低危的分级清晰,但是在唾液检测方面,仅涉及唾液流速。目前,关于ADA龋病风险评估系统在各年龄层的龋预测能力准确性的研究,尚缺乏相关研究结果。临床应用时,口腔医生需要根据此表和一些其他相关信息去判断患者现在的龋风险性情况是增加还是有所降低。

(3)CAT龋病风险评估系统:CAT是由美国儿童牙科学会(American Academy of Pediatric Dentistry)提出,多应用于婴幼儿、儿童、青少年的龋病风险评估系统。该评估系统共有三个表格,分别对应3个年龄段,即:0~3岁(非专业人士使用,

表 1-0-5)，0~5 岁(专业人员使用，表 1-0-6)，>6 岁(专业人员使用，表 1-0-7)。每个表格都包含 3 个方面，即生物学因素，保护性因素和临床检查。每个受试者的最终风险分类是由存在风险指标的最高风险类别决定的(即，在高风险类别的任何区域存在一个风险指标就足以将受试者列为高风险；中危指标至少有 1 项，无高危指标为中风险分类；而被指定为低风险的受试者则没有中风险或高风险指标)。

该评估系统中龋患风险的低、中、高危分级清晰，系统中包含的评估项目较全面，尤其是包含其他多数评估系统所没有的白垩斑发生情况这一项因素。但 CAT 龋病风险评估系统针对的人群范围狭窄，同时需检测变异链球菌和唾液流速情况，在一定程度上会增加患者的费用和评估时间。由于 CAT 是在龋病发病率相对较低的人群(美国)创建和开发的，有研究表明，CAT 龋病风险评估系统有高敏感性和低特异性，这种低特异性会过高估计儿童的龋病风险，不能有效预测龋病的发生。因此，该系统并不适用于龋病发病率高的地区的婴幼儿和青少年。

表 1-0-5　CAT 龋病风险评估表(0~3 岁)

因素		高风险	低风险
生物学因素			
	父母或其他看护者有活动性龋洞	是	/
	父母或其他看护者社会经济地位低	是	/
	每天 3 次以上的饭间含糖零食或饮料	是	/
	含带有糖类液体的奶瓶入睡	是	/
	有特殊的健康护理需要	是	/
	近期移民	是	/
保护性因素			
	饮用最佳浓度的氟化用水或氟补充剂	/	是
	每天用含氟牙膏刷牙	/	是
	专业医师局部涂氟	/	是
	口腔之家或定期口腔护理	/	是
临床检查			
	白垩斑或牙釉质缺陷	是	/
	肉眼可见的龋洞或充填体	是	/
	牙齿有菌斑	是	/
儿童龋病风险	总体评估：	高	低

注：适用于内科医生和其他非口腔专业医生

表 1-0-6　CAT 龋病风险评估表(0~5 岁)

因素		高风险	中风险	低风险
生物学因素				
	父母或其他看护者有活动性龋洞	是	/	/
	父母或其他看护者社会经济地位低	是	/	/
	每天 3 次以上的饭间含糖零食或饮料	是	/	/
	含带有糖类液体的奶瓶入睡	是	/	/
	有特殊的健康护理需要	/	是	/
	近期移民	/	是	/
保护性因素				
	饮用最佳浓度的氟化用水或氟补充剂	/	/	是
	每天用含氟牙膏刷牙	/	/	是
	专业医师局部涂氟	/	/	是
	口腔之家或定期口腔护理	/	/	是
临床检查				
	龋失补牙 >1	是	/	/
	活动性的白垩斑或牙釉质缺损	是	/	/
	变异链球菌水平增加	是	/	/
	牙齿上有菌斑	/	是	/
儿童龋病风险的总体评估:		高	中	低

注:适合口腔专业医生

表 1-0-7　CAT 龋病风险评估表(>6 岁)

因素		高风险	中风险	低风险
生物学因素				
	父母或其他看护者社会经济地位低	是	/	/
	每天 3 次以上的饭间含糖零食或饮料	是	/	/
	有特殊的健康护理需要	/	是	/
	近期移民	/	是	/
保护性因素				
	饮用最佳浓度的氟化用水或氟补充剂	/	/	是
	每天用含氟牙膏刷牙	/	/	是
	专业医师局部涂氟	/	/	是
	口腔之家或定期口腔护理	/	/	是

续表

因素	高风险	中风险	低风险
临床检查			
邻面龋数量≥1	是	/	/
活动性的白垩斑或牙釉质缺损	是	/	/
唾液流速低	是	/	/
口内有不良修复体	/	是	/
佩戴义齿或矫治器	/	是	/
儿童龋病风险的总体评估：	高	中	低

注：适合口腔专业医生

（4）CAMBRA 龋病风险评估系统：CAMBRA（Caries Management by Risk Assessment）龋病风险评估系统由美国加利福尼亚牙科协会于 2002 年提出，Domejean-Orliaguet S 等通过回顾性研究建立了该表和确认了相关风险因素的有效性，而后又经 Featherstone 等进行改良形成现有模型。该系统包括龋病风险评估表（0~5 岁）和龋病风险评估表（>6 岁）两个表格，主要包括 3 个方面，即疾病指标、危险因素和保护因素。有临床患龋情况即判断为高患龋风险，进行唾液和微生物的检测是为了寻找病因，并继续有针对性地干预。虽然该系统覆盖了所有年龄人群，且保护因素全面详细，但使用 CAMBRA 龋病风险评估系统时，需测定微生物情况和唾液流速情况，一定程度上增加了患者的费用，而且其操作流程更加复杂。研究表明，CAMBRA 龋病风险评估系统能有效辨别 6 岁以上的高危人群，但由于其低特异性和高敏感性的特点，用于 3 岁人群时有一定的局限性。

【总结与展望】

龋病是最常见的口腔慢性感染性疾病，以不可逆的方式损害牙体硬组织，因此个体的龋病风险评估及由此制订出个性化干预措施尤为重要。通过体内实验及临床流行病学调查研究，已经发现了多种致龋危险因素，包括致龋微生物、牙体硬组织结构，唾液的质和量、高糖饮食等。然而近期研究发现，某些人群即使暴露于高致龋危险因素，他们的患龋率仍较低，而部分较少暴露于上述致龋危险因素的人群，其患龋率却比较高，这种看似矛盾的现象，提示现有龋病风险评估系统尚存在很大的改进空间。

精准医学是以个体化医疗为基础、随着基因组测序技术迅猛发展以及生物信息学与大数据分析综合应用而发展起来的新型医学诊疗理念和医疗模式，本质上是通过基因组、蛋白质组等组学技术和医学前沿技术，对于大样本人群与特定疾病类型进行生物标记物的分析与鉴定、验证与应用，从而精确寻找到疾病的原因和治疗的靶点，并对一种疾病不同状态和过程进行精确亚分类，最终实现对于疾病和特定患者进行个性化精准治疗的目的，提高疾病诊治与预防的效益。简单而言，就是根据病人分子生物学特征或指标为基础，“量体裁衣”，制订个性化的精确治疗方案，以进行个性化的标准医疗。

体内实验及流行病学调查研究发现遗传因素与龋病的发生有关联，进一步通过连锁分析及关联分析，发现某些参与牙釉质发育、味觉喜好、唾液组成及宿主免疫的基因与龋病易感性相关。随着高通量测序技术的发展，全基因组关联分析（genome-wide association study，GWAS）作为一种非假说驱动的开放式研究，已成为筛选、鉴定更多与龋易感性相关基因的有力手段。

龋病不同进展阶段的微生物组成存在演变更替，牙齿不同部位（牙釉质、牙骨质及牙本质）的龋损组织内微生物组成也存在显著差异，提示对临床表现不一和/或处于疾病不同发展阶段的人群应采用更加个性化、精准化的检测、诊断及治疗龋病的方式，提高龋病风险评估准确性，更有针对性地提出防治措施。

传统的龋病评估是通过医生自己分析患者的致龋微生物检出、唾液缓冲能力、生活习惯、病史等因素，从而得出评估结果。大数据及相关技术正在改变着传统的医疗卫生服务模式，促进其向智慧化、实时性和可移动性的方向快速发展。随着大数据基础技术的日趋成熟，它和人工智能（artificial intelligence，AI）技术的结合，正在从各个方面影响和改变着传统的医学模式。利用大量多样的高质量数据，AI可通过机器学习（machine learning）算法定期监测患者的口腔情况，生成大量个性化数据回传给医生，利用数据评估人们患龋齿的风险，增强龋病风险预测的能力，提高了医生在预测、诊断中的敏锐度。人工智能应用于口腔医疗健康领域，大数据、先进的算法、云服务等会使龋病风险评估更快、更精确，在龋病风险评估及预测中有极其广泛的应用前景。

（程 然 胡 涛）

参考文献

1. 李月恒. 龋病风险评估及管理实用技术. 重庆：重庆出版社，2018.
2. American Academy of Pediatric Dentistry. Guideline on caries-risk assessment and management for infants children and adolescents. Pediatric Dentistry，2013，35（5）：E157-164.
3. American Academy of Pediatric Dentistry Council on Clinical Affairs. Policy on use of a caries-risk

assessment tool（CAT）for infants，children and adolescents. Pediatric Dentistry，2005，27（7 Suppl）：25-27.

4. GAO X L，WU D I，LO E C M，et al. Validity of caries risk assessment programmes in preschool children. Journal of Dentistry，2013，41（9）：787-795.
5. JENSON L，BUDENZ A W，FEATHERSTONE J D B，et al. Clinical protocols for caries management by risk assessment. Journal of the California Dental Association，2007，35（10）：714-723.
6. SOPHIE D O，GANSKY S A，FEATHERSTONE J D. Caries Risk Assessment in an Educational Environment. Journal of dental education，2007，70（12）：1346-1354.
7. BRATTHALL D，PETERSSON G H. Cariogram—a multifactorial risk assessment model for a multifactorial disease. Community Dentistry & Oral Epidemiology，2010，33（4）：256-264.
8. FONTANA M，CARRASCO L A，SPALLEK H，et al. Improving Caries Risk Prediction Modeling：A Call for Action. Journal of Dental Research，2020，99（3）：1215-1220.
9. 徐欣，郑欣，郑黎薇，等. 口腔精准医学：现状与挑战. 华西口腔医学杂志，2015，33（3）：7.
10. DUAN S，LI M，ZHAO J，et al. A predictive nomogram：a cross-sectional study on a simple-to-use model for screening 12-year-old children for severe caries in middle schools. BMC Oral Health，2021，21（1）：1-10.

附录

个体水平龋病风险评估问卷及记录表

检查者姓名＿＿＿＿＿＿　　学号＿＿＿＿＿＿＿＿　　电话：

被检查者姓名＿＿＿＿＿　　学号＿＿＿＿＿＿＿＿　　电话：

出生日期：

性别：（1）男　　（2）女

您每天刷几次牙？

（1）不刷　　（2）1次　　（3）2次　　（4）3次　　（5）>3次

您每次刷牙用多长时间？

（1）<1分钟　　（2）1~2分钟　　（3）2~3分钟　　（4）>3分钟

您使用什么牙刷刷牙？

（1）手动牙刷　（2）电动牙刷　（3）都用　（4）其他

您多长时间换一次牙刷？

（1）<6个月　（2）≥6个月　（3）时间不定　（4）其他

您使用牙线吗？

（1）每天都用　（2）偶尔使用　（3）从未用过

您使用牙签吗？

（1）每天都用　（2）偶尔使用　（3）从未用过

您洗过牙吗？

（1）定期洗牙　（2）偶尔去　　　（3）从不

您有多少颗蛀牙？

（1）没有　（2）1~2 颗　（3）3~4 颗　（4）超过 4 颗　（5）不知道

过去的一年中您是否有新的蛀牙？　　　　（1）是　（2）否

过去的一年中您是否补过蛀牙或拔过蛀牙？　（1）是　（2）否

是否曾有牙医向您介绍过饮食和蛀牙的关系？（1）是　（2）否

您认为什么是蛀牙的主要原因？

（1）牙虫　（2）热气(上火）　（3）刷牙不足　（4）糖　（5）细菌

您以前牙齿疼过吗？

（1）从来没有　（2）有时候　（3）经常　（4）不知道

您多长时间看一次牙医？

（1）从没看过　（2）<1 年　（3）1~2 年　（4）>2 年

（5）有问题才去

如果您过去的 12 个月内没有看过牙，与以下哪些原因有关？

（1）牙齿没有问题　（2）牙病不重　（3）没有时间

（4）害怕看牙　（5）看牙价钱不合理　（6）担心看牙会传染疾病

（7）没有信得过的牙医

如果您过去的 12 个月内看过牙医，与以下哪些原因有关？

（1）急性牙痛　（2）慢性牙痛　（3）刷牙出血　（4）不适

（5）牙齿外伤　（6）缺牙　（7）牙齿松动　（8）定期检查

（9）牙齿美容　（10）预防措施

您有任何健康问题吗(例如：近视，哮喘，湿疹，食物过敏，肥胖，唾液缺少等)？

（1）有，如____________________________　（2）没有

您是否定期使用某种药物？

（1）是，如____________________________　（2）否

您一天吃几次食物(包括正餐和零食）？

（1）3 次　（2）4~5 次　（3）6~7 次　（4）超过 7 次

您一天吃几次正餐之间的甜零食或饮料？

（1）没有　（2）1 次　（3）2~3 次　（4）4~5 次　（5）超过 5 次

您是否吃甜食后没刷牙就睡觉？

（1）从不　（2）偶尔　（3）经常　（4）几乎每晚

您是否用含氟牙膏刷牙?

（1）是　（2）否　（3）不知道

您是否曾在饮用水高氟地区生活过?

（1）是,从______岁到____岁　（2）否　（3）不确定

牙医是否曾给您使用过任何含氟的产品(如:含氟漱口水,凝胶,药片,涂层)?

（1）是　（2）否　（3）不知道

如果有使用含氟牙膏外其他任何含氟的产品,多久用一次?__________

（1）3~6月以内一次,持续使用

（2）偶尔使用

您平时进食以下食品的频率如何?（请在选择下画√）

	从不	很少	1次/周	2~6次/周	1次/天	≥2次/天
饼干、蛋糕、面包等甜点						
可乐、雪碧等碳酸饮料						
橙汁、苹果汁等果汁						
含糖牛奶/酸奶						
糖果、巧克力						
新鲜蔬菜						
水果						
肉类						
蛋类						

您是否同意下列说法(请在选择下画√)

	同意	不同意	不知道
（1）牙齿好坏是天生,与自己保护关系不大			
（2）口腔健康对自己的生活很重要			
（3）保护孩子“六龄牙”很重要			
（4）每天刷牙两次能够保护牙齿			
（5）窝沟封闭能预防龋齿			
（6）乳牙坏了不用治疗			

● 口腔卫生检查:(Silness-Loe 菌斑指数)

16			11			26		
远颊	中颊	近颊	远颊	中颊	近颊	近颊	中颊	远颊
腭侧			腭侧			腭侧		

舌侧			舌侧			舌侧		
远颊	中颊	近颊	近颊	中颊	远颊	近颊	中颊	远颊
46			31			36		

个体菌斑指数为:____________

● 牙冠检查记录表:

牙冠符号

乳牙	恒牙		乳牙	恒牙		乳牙	恒牙	
A	0	无龋	E	4	因龋缺失	X	8	未萌牙
B	1	冠龋	X	5	因其他原因失牙	T	T	外伤
C	2	已充填有龋	F	6	窝沟封闭	N	9	不作记录
D	3	已充填无龋	G	7	桥基牙,特殊冠或贴面			

● 唾液检查记录表

唾液流率　__________ mL/min

唾液 pH　测量 1____　测量 2____　测量 3____　平均值________

唾液缓冲力　测量 1____　测量 2____　测量 3____　平均值________

			55	54	53	52	51	61	62	63	64	65		
	17	16	15	14	13	12	11	21	22	23	24	25	26	27
龋齿														

龋齿														
	47	46	45	44	43	42	41	31	32	33	34	35	36	37
			85	84	83	82	81	71	72	73	74	75		

其他情况

- 其他情况

部位　　　　　　情况描述

____

____

____

____

____

A　深窝沟　　B　充填物　　C　食物嵌塞　　D　邻牙为阻生牙,已萌出
E　颊倾　　F　牙釉质发育不良　　G　基牙或者固定修复
H　固定矫治　　I　牙龈萎缩根面暴露

第二章　刷牙方式与菌斑控制

第一节　牙刷选择与刷牙方法

【目的和要求】

通过本实验，了解牙刷、牙膏等常用口腔清洁用品的设计与选择方法，掌握正确、有效的刷牙方法及舌面清洁方法。

【实验内容】

1. 牙刷的选择。
2. 牙膏的选择。
3. 改良巴氏刷牙法。
4. 其他常用刷牙方法。
5. 电动牙刷的使用。
6. 舌面清洁。

【方法和步骤】

1. 牙刷的选择　牙刷通常指手动牙刷，由刷毛、刷头、刷颈、刷柄四个部分组成（图 2-1-1）。选择牙刷时，应从牙刷的大小、形状以及刷毛的设计、质地等因素考虑。选择牙刷的一般原则是：刷毛软、刷头小、刷柄易握持。

（1）刷毛的设计：从侧面看，刷毛的形态分为凹面、凸面、平面以及齿状四种类型。凹面型的刷毛便于清洁牙列的颊面；凸面型的刷毛在清洁舌面时更有优势。目前大量基础实验及临床试验证明，相较于同一高度（平面）的刷毛，使用者在使用刷毛高度不一（齿状）的牙刷时，能够获得更佳的牙面清洁效果，尤其是对于邻面菌斑的清洁。但对于每一束刷毛来说，刷毛长度应相等，以防止刷毛刺伤牙龈；刷毛束孔距需适当，便于牙刷本身的洗涤清洁，不易滞留食物碎屑。每根

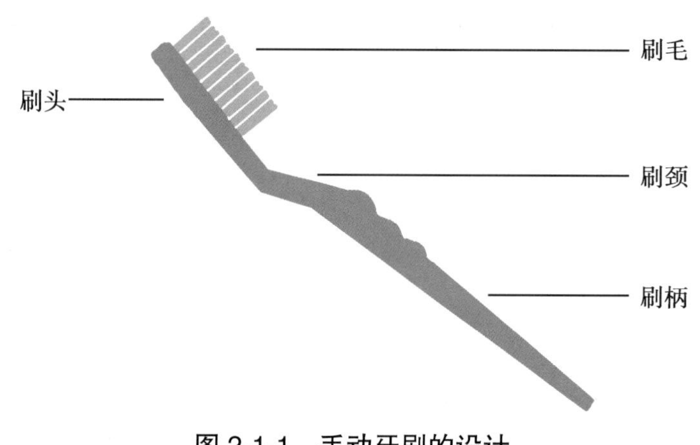

图 2-1-1　手动牙刷的设计

刷毛的末端都应做磨圆处理,以用指腹按压不觉得扎手作为评判标准。

（2）刷毛的质地:刷毛的质地一般取决于其直径和长度,直径更小的刷毛具有更好的柔软度和弹性,而长度更短的刷毛会更僵硬且难以弯曲。刷毛的软硬可根据个人情况挑选,但软毛牙刷适合大多数人使用。在某些情况下,为了减小刷牙时对牙齿和牙龈的刺激,可以选用刷毛带有一定角度的牙刷,部分分散刷牙过程中对牙体和牙周组织造成的压力。

（3）牙刷的大小、形状:短而窄的刷头占口腔体积小,可灵活转动,便于刷到口腔的各个部位。刷柄的选择应以使用者握持的舒适度以及清洁牙面的便捷性为主要选择依据。扁平的、具有防滑设计的刷柄更便于握持,直线型的手柄使牙刷可以承受足够的力度,而柄部呈角度的设计则便于清洁各个部位的牙面。对于手部灵活度较低的使用者,如儿童、老人等,更需要注意手柄的设计是否能够避免刷牙过程中牙刷整体的滑动、旋转;出于安全防护的考虑,应注意刷柄上是否存在相对尖锐的边角或突起。

2. 牙膏的选择　牙膏最主要的作用是辅助刷牙,使用牙膏能够增强牙刷与牙面之间的摩擦力,帮助去除菌斑、软垢和食物残渣,并且有助于清新口气,去除口腔异味。

按照是否添加特殊功效成分,牙膏分为普通牙膏和功效牙膏两类。普通牙膏的基本成分包括摩擦剂、洁净剂、保湿剂、胶黏剂、芳香剂、甜味剂、防腐剂、色素和水等。功效牙膏则添加了其他功效成分,例如添加了氟化物的防龋牙膏,添加了三氯生、氯己定或者中草药活性成分等的抑菌或减轻牙龈炎症的牙膏,添加了硝酸钾、氯化钾或氟化亚锡等抗牙本质敏感的牙膏,以及添加了表面活性剂、酶类或过氧化物的美白牙膏。

目前市面上的大部分牙膏为功效牙膏，可根据不同的个体需求选择适合的牙膏。对于口腔健康、无特殊要求的个体，一般推荐使用含氟牙膏。

3. 改良巴氏刷牙法　改良巴氏刷牙法（the modified Bass method）又称水平颤动拂刷法，是一种有效清除龈沟内及牙面菌斑的刷牙方法，特别是对于邻间区、牙颈部与暴露的根面区具有较好的清洁作用，适用于多数人群尤其是牙周疾病的患者。

具体刷牙方法如下（图 2-1-2）。

（1）将刷头放置在牙颈部，刷毛指向牙根方向（上颌牙向上，下颌牙向下），与牙长轴大约成 45°，轻微加压，使刷毛部分进入牙龈沟内，部分置于牙龈上。

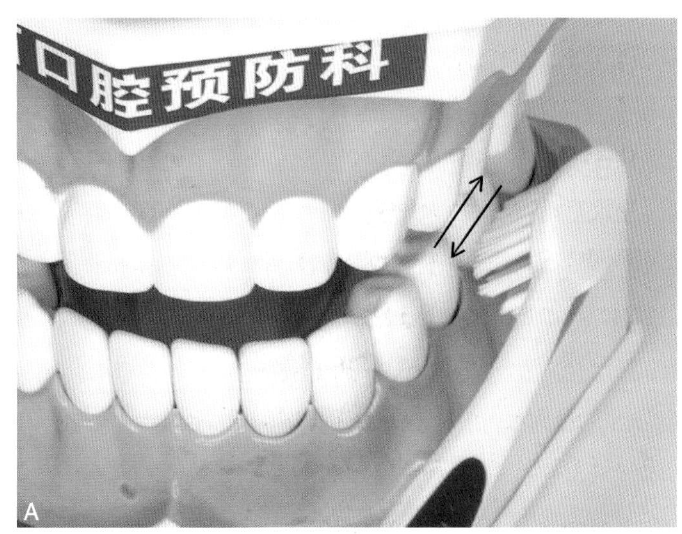

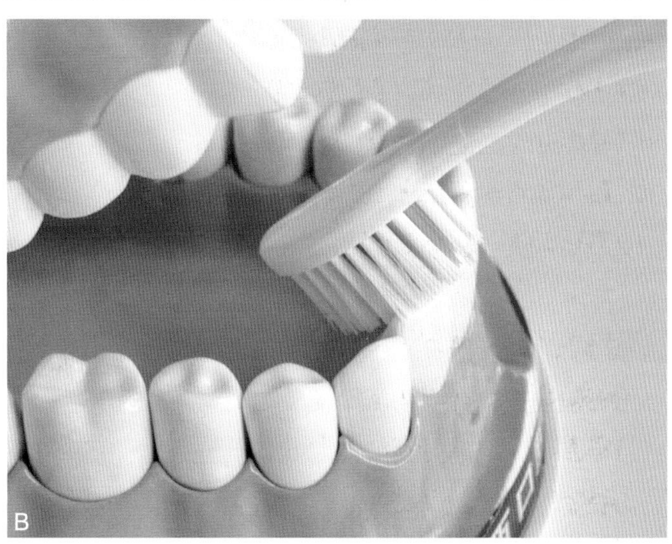

图 2-1-2　改良巴氏刷牙法

A. 唇（颊）面清洁　B. 前牙舌（腭）面清洁

（2）从后牙颊侧以 2~3 颗牙为一组开始刷牙，用短距离水平颤动的动作在同一个部位数次往返，然后将牙刷向牙冠方向转动，拂刷颊面。刷完第一个部位之后，将牙刷移至下一组 2~3 颗牙的位置重新放置，注意与前一部位保持有一定的重叠区域，继续刷下一部位，按顺序刷完上下颌牙的唇（颊）面。

（3）用同样的方法刷后牙舌（腭）侧。

（4）刷上颌前牙舌面时，将刷头竖放在牙面上，使前部刷毛接触龈缘，自上而下拂刷。刷下颌前牙舌面时，自下而上拂刷。

（5）刷殆面时，刷毛指向殆面，稍用力前后短距离来回刷。

4. 其他常用刷牙方法　尽管水平颤动拂刷法是公认具有最佳清除菌斑效果的刷牙方式，但其相对复杂的步骤可能使儿童、老人等特殊人群难以掌握，并且会降低他们保持刷牙习惯的动力。因此可以根据不同的个人情况，选择其他的刷牙方法作为替代或与水平颤动拂刷法结合使用。

（1）Fones 刷牙法：Fones 刷牙法又称圆弧刷牙法，相比水平颤动拂刷法更易被儿童掌握。圆弧刷牙法的要点如下：①将牙刷伸入颊间隙，刷毛轻轻接触上颌最末端磨牙的牙龈区，在闭口的状态下，刷头在上下颌后牙牙龈区之间做较快、较宽的圆弧动作（图 2-1-3）；②刷前牙区时，前牙切缘之间互相接触，继续按上述圆弧形动作清洁前牙唇面；③刷舌（腭）侧面时，所有牙面均通过前后向的水平颤动方式来清洁；④刷殆面时，方法同水平颤动拂刷法。

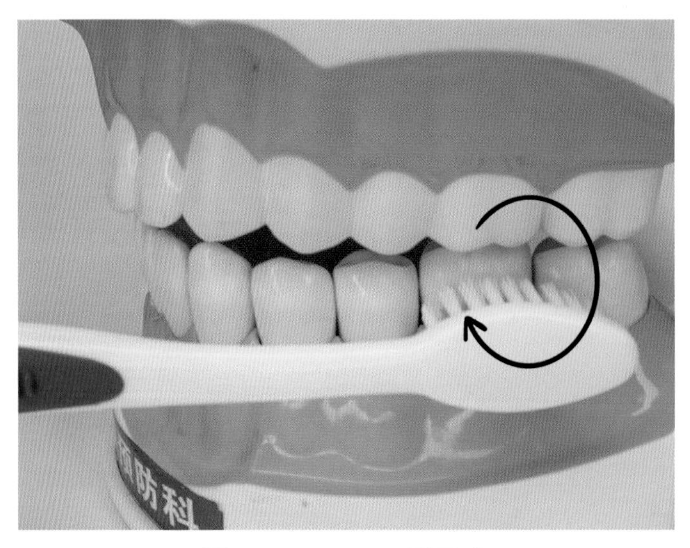

图 2-1-3　Fones 刷牙法

（2）旋转刷牙法：旋转刷牙法也是一种适合灵巧度不足以掌握水平颤动拂刷法的儿童刷牙方法。其操作要点如下：①刷前牙唇面、后牙颊面及后牙舌（腭）面时，牙刷毛束的尖端朝向根方（上颌牙向上，下颌牙向下），一侧放置于附着龈上，塑料部分与𬌗平面平行（图 2-1-4A）；②刷毛向牙龈轻轻施加压力使刷毛弯曲，保持适当的力度向冠方缓慢旋转牙刷（图 2-1-4B），反复转动 5 次以上，刷完第一个部位后，将牙刷重新放置至下一组牙部位，注意与已清洁过的部分有一定重合；③刷前牙的舌（腭）侧面时，将刷头竖放于牙面上，牙刷前端的毛束部分压在牙龈上，顺牙间隙向切缘拂刷；④刷后牙𬌗面时，刷毛置于𬌗面上前后来回刷动。

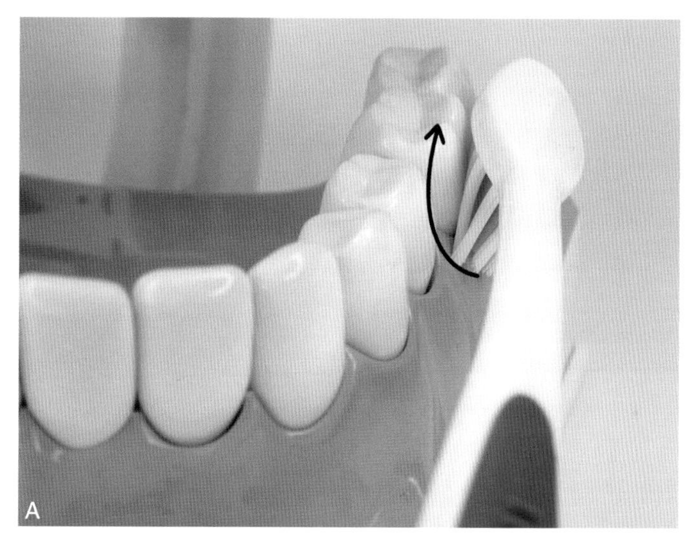

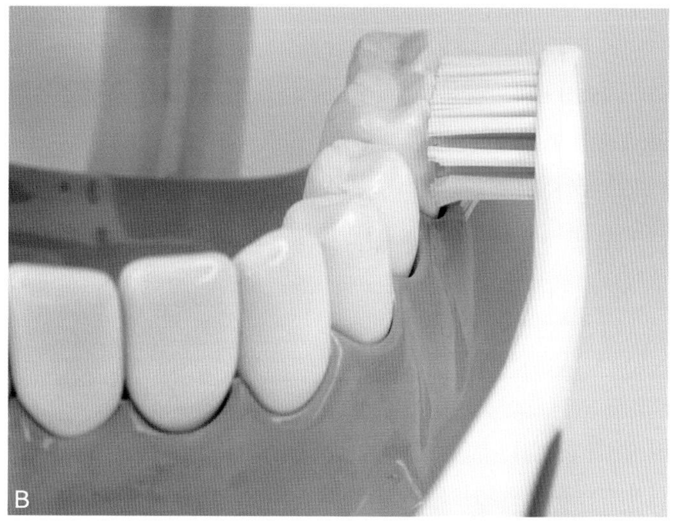

图 2-1-4　旋转刷牙法

A. 起始刷毛朝向根方　B. 向冠方旋转

（3）Charters 刷牙法：对于牙面粘接有正畸附件或固定义齿修复术后的患者而言，Charters 刷牙法是一种有效的牙面清洁的补充方法。其要点如下：①牙刷成 45° 朝向切缘（骀方），轻放于游离龈和牙面的交界处（图 2-1-5）；②刷头在每个刷牙位置作小幅度的圆弧形振动。通过这种方法，能够清洁正畸附件周围以及固定冠下方基牙上的菌斑。

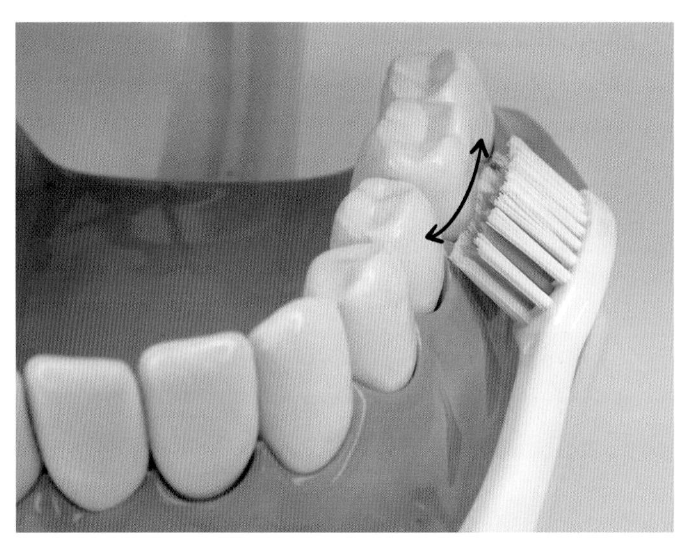

图 2-1-5　Charters 刷牙法

（4）改良 Stillman 刷牙法：改良 Stillman 刷牙法在清洁牙颈部菌斑的同时对牙龈有按摩、刺激的作用，尤其适用于牙龈萎缩患者。①刷毛沿牙长轴方向朝向根方，刷头的边缘部分接触牙齿的唇（颊）面或舌（腭）面；②然后轻轻旋转刷头使其与牙长轴成 45°，保持该位置以震动的方式清洁牙面；③在震动动作后，继续旋转刷头，向骀面方向拂刷牙面（图 2-1-6）。

（5）Smith 刷牙法：Smith 刷牙法是一种遵循牙面生理性解剖形态设计的刷牙方式，使刷毛沿咀嚼时食物在牙面上经过的途径清洁牙面。其具体的方式是使刷头直接放置在牙齿骀面，刷毛垂直于牙面。然后向下施加压力，使刷毛沿牙面沟、裂从骀面伸至牙龈，并前后运动牙刷，清理牙面的食物残渣及菌斑（图 2-1-7）。

（6）Leonard 刷牙法：①上下牙咬住，使前牙切端对齐，刷毛与牙面成 90° 垂直。②然后使刷头沿牙面作上下垂直向的运动，以达到唇（颊）面清洁菌斑的目的。③整个过程中应分别清洁上下牙列。

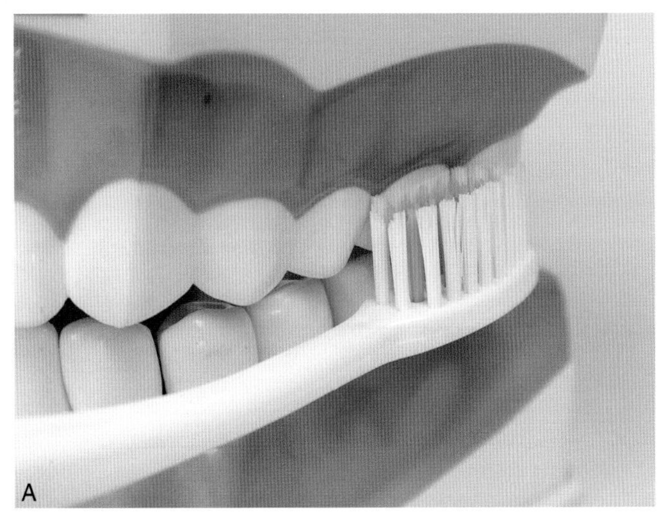

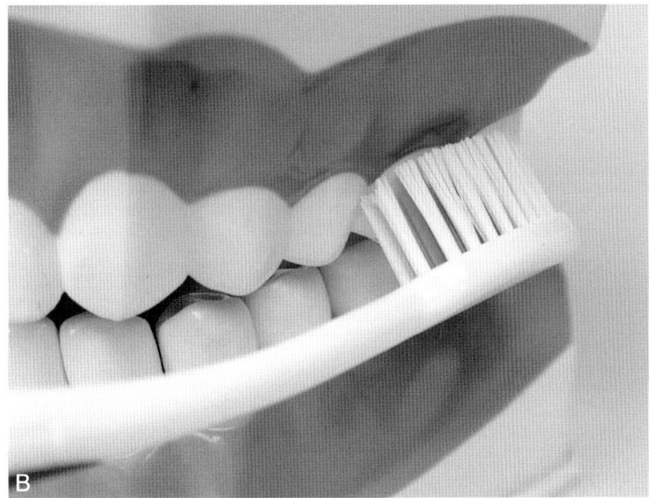

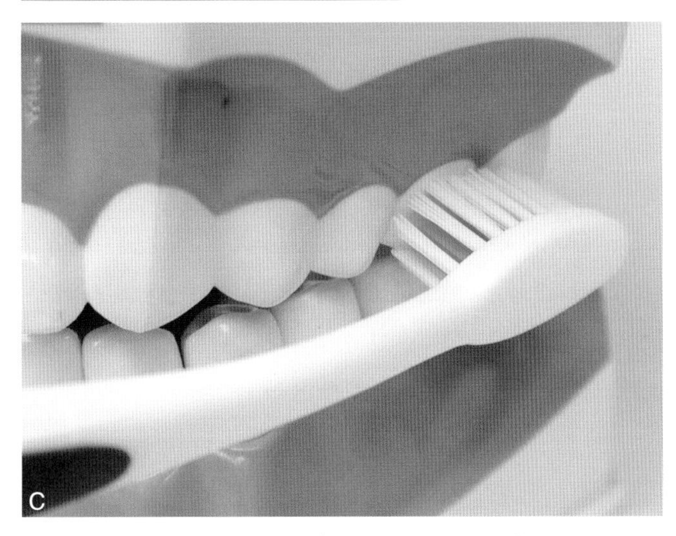

图 2-1-6　改良 Stillman 刷牙法

A. 起始朝向根方　B. 旋转至与牙长轴成 45°　C. 向骀面拂刷

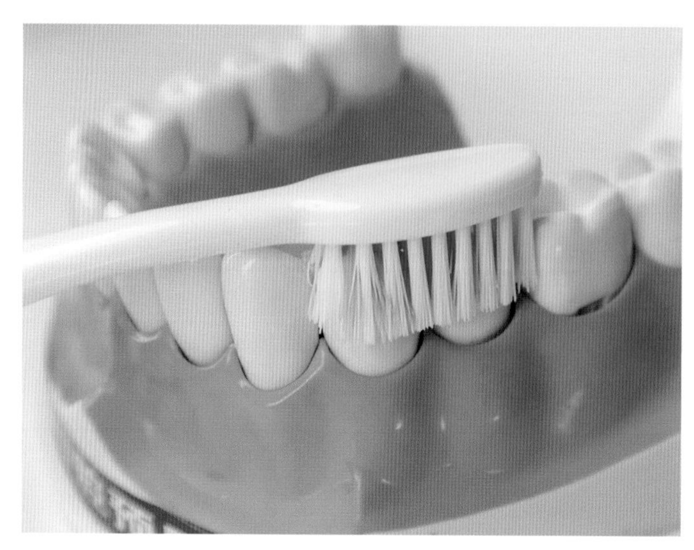

图 2-1-7　Smith 刷牙法

5. 电动牙刷的使用　由于手动刷牙方式对技巧性有一定的要求，近几十年来，电动牙刷也在不断发展。对于电动牙刷，目前暂没有可统一推荐的刷牙方式，而是遵循不同厂家的产品说明书使用。但应注意是：在使用电动牙刷时，清洁范围应包括各个牙面及相应的牙龈区域；刷牙过程中，应以稳定、轻柔的力将刷头放置在各个刷牙部位，避免对刷毛施加压力，否则可能对牙周组织造成损伤。有研究表明，电动牙刷在清洁牙菌斑和控制牙龈炎方面与手动刷牙作用相当甚至表现出更好的效果。

6. 舌面清洁　舌的组织解剖学特点使得细菌能够轻易地在舌面积聚，这一点对于舌面乳头突出的个体和沟纹舌的患者更加明显。即便正确的刷牙方式能够在很大程度上清除牙面及龈沟内的菌斑，未被清洁的舌面微生物仍会造成口臭等困扰，甚至可以感染或再感染牙周袋。因此彻底的口腔清洁应该包括对于舌面的定期清洁。

（1）牙刷：在没有专业舌面清洁用具的情况下可以直接使用牙刷来达到去除舌面菌斑的目的。①将刷头先放置在不会引起不适的舌背位置上、然后尽量靠后居中，刷头指向喉部；②轻轻转动牙刷，向下施加一定压力的同时使刷毛朝向舌面，让刷毛从后向前扫过舌背，重复 6~8 次。

（2）舌面刷、刮舌器：专用的舌面清洁用品具有符合舌部形态的扁、宽、弧形设计，避免了使用过程中与牙齿相互触碰的干扰，同时扩大了清洁范围。使用方法同上：将其伸入口腔内，放置在尽可能靠后的舌面中间，轻轻向前扫过舌背，重复 6~8 次(图 2-1-8)。

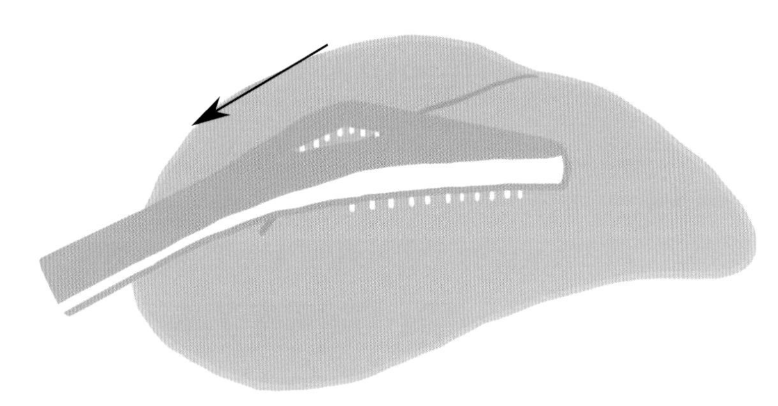

图 2-1-8　舌面清洁

【操作要点】

1. 牙面清洁

（1）分区、循序刷牙：为保证充分清洁到每个牙面，避免遗漏，应按照一定的顺序刷牙，如先左后右、先上后下、先唇（颊）面后舌（腭）面，具体可根据个人习惯确定适合自身的刷牙顺序并坚持。牙刷放置时一般覆盖 1~3 个牙位，每个部位应刷 5~10 次，移动至相邻刷牙部位时，两次刷牙的范围应有一定的重叠。

（2）刷牙的时间和频率：彻底的口腔清洁所需的刷牙时间和频率因人而异，取决于个体积聚食物残渣和菌斑的倾向性（如牙列拥挤、扭转牙），刷牙及口腔护理方法的掌握程度，以及唾液清除食物残渣、细菌的能力等因素。一般来说，对于无特殊口腔疾病及身心障碍的大多数人群，建议每天刷牙 2 次（早晚各一次），每次不少于 2 分钟。

（3）刷牙时应注意力度轻柔、稳定，避免损伤软、硬组织。使用电动牙刷时一般不需要主动向牙面施加额外的压力。

2. 舌面清洁

（1）注意清洁舌面时应从后向前扫除菌斑，切忌前后来回刷动。

（2）力度不应过重，避免损伤组织。如使用牙刷清洁舌面，应选择软毛、刷毛末端圆钝的牙刷。

第二节　其他菌斑控制方法

【目的和要求】

熟悉菌斑控制方法的种类以及实施其他菌斑控制方法的意义，掌握牙线的正确使用方法。

【实验内容】

1. **机械性措施**　牙线、牙间隙刷、牙签、冲牙器。
2. **化学性措施**　含漱剂、无糖口香糖。
3. **专业人员的菌斑控制**　预防性清洁术、龈上洁治术、牙周维护治疗。

【实验用品】

牙线、牙间隙刷、牙签、漱口液、一次性检查盘、仿头模、刮治器、橡皮杯、抛光膏等。

【方法和步骤】

（一）机械性措施

通过正确、有效的刷牙可以清洁牙齿的唇（颊）面、舌（腭）面以及𬌗面的菌斑，但是由于牙列的形态特点以及牙刷本身的设计，刷毛很难充分进入两牙之间的邻间隙，导致邻面菌斑清洁不彻底。此外，牙列中还存在一些刷头难以到达的部位，例如牙列最远端磨牙的远中面、牙周炎患者暴露的根分叉等等。因此，在掌握正确的刷牙方式的基础上，了解其他辅助清除牙菌斑的机械性措施也是十分重要的。

1. 牙线（dental floss）　相邻牙之间的楔状隙按照牙龈退缩程度可分为三类（图 2-2-1）。使用牙线可以有效清除Ⅰ类邻间隙两侧牙齿邻面的菌斑。市面上的牙线主要可以分为含蜡或不含蜡牙线两类。不含蜡牙线通常更细，可以更加轻松地通过两牙间紧密的接触区，但更加容易断裂，不适用于有牙结石沉积、不良修复体、悬突以及扭转牙等特殊情况的患者。两类牙线都有不同直径的产品可供选择，应根据自身情况（接触区是否紧密、牙龈是否退缩等）选择适合的牙线种类。

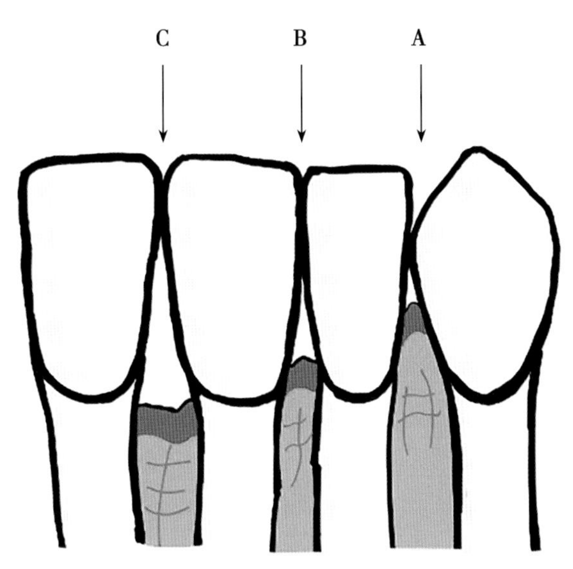

图 2-2-1　楔状隙的分类

A. Ⅰ类：龈乳头充满邻间隙　B. Ⅱ类：龈乳头轻到中度退缩　C. Ⅲ类：龈乳头重度退缩或龈乳头缺失

牙线的使用有两种常用方法：

（1）缠绕法（spool method）

1）取一段约 45cm 长的牙线，并将牙线的两端缠绕于两手的中指上（不要缠绕过紧），然后用两手的拇指和示指捏住一段 1.0~1.5cm 长的牙线，将线绷直，其余三指蜷起。

2）在上颌牙使用牙线时，用两手的拇指（或一手的示指与一手的拇指）引导牙线在两牙间一边向上加压一边做前后拉锯样动作，以通过邻面接触点（图 2-2-2A）。注意不要过分向上加压，以免损伤牙龈。

3）两手均向同一侧牵引牙线，使牙线呈 C 形紧贴一侧牙面的颈部，并轻轻向上加压使其进入龈缘以下，由龈沟向切𬌗方运动，刮除邻面上的菌斑，重复 3~4 次。随后向另一侧牵引牙线，使牙线包绕该牙间隙的另一侧牙面，重复上述动作。

4）该牙间隙清洁完成后，以同样的方式轻轻前后拉动牙线将其从接触点下取出，放入相邻牙间隙中，重复步骤 2），3）。

5）在下颌牙使用牙线时，可用两手的示指引导牙线通过邻面接触点，后续步骤同上（图 2-2-2B）。

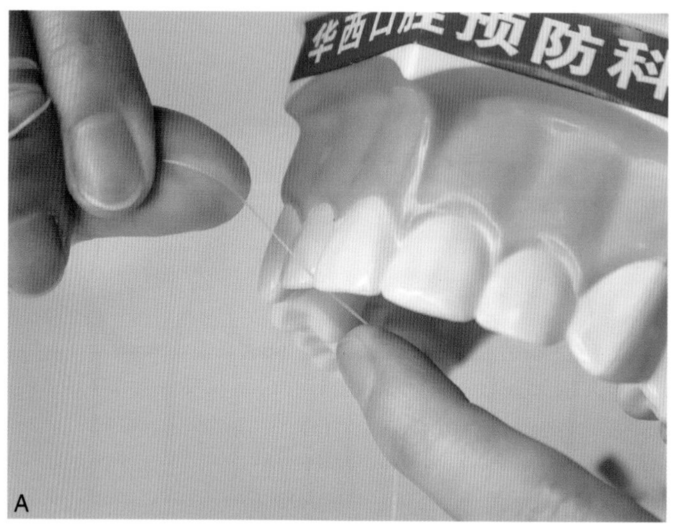

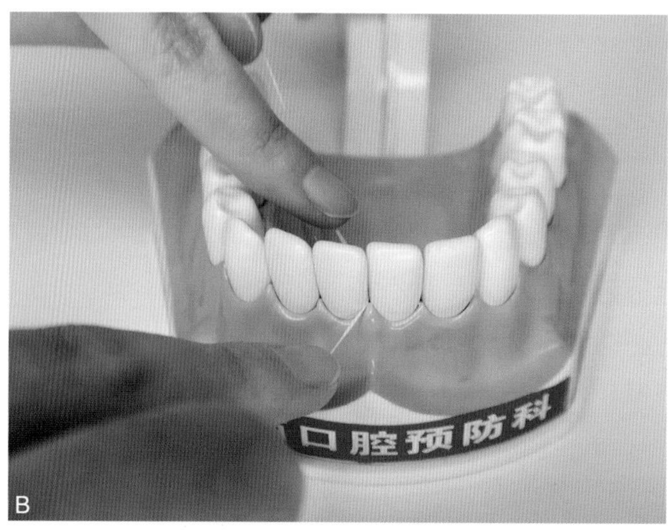

图 2-2-2　清洁邻面
A. 上颌牙列　B. 下颌牙列

6）每清洁完一个区域后，用清水漱净刮下的菌斑。

（2）打结法（loop method）：取一段约 45cm 长的牙线，将牙线的两端合拢打 2~3 个结形成一个圆圈，拇指在线圈以外，其余四指置于线圈内（图 2-2-3），同样用拇指和示指引导牙线清洁邻面。这种固定牙线的方式适合儿童与手部灵巧度不足的成人。

（3）对于难以使用手指持线的患者，可以使用持线柄（floss holder）固定牙线，或直接使用一次性牙线棒清洁邻面（图 2-2-4）。

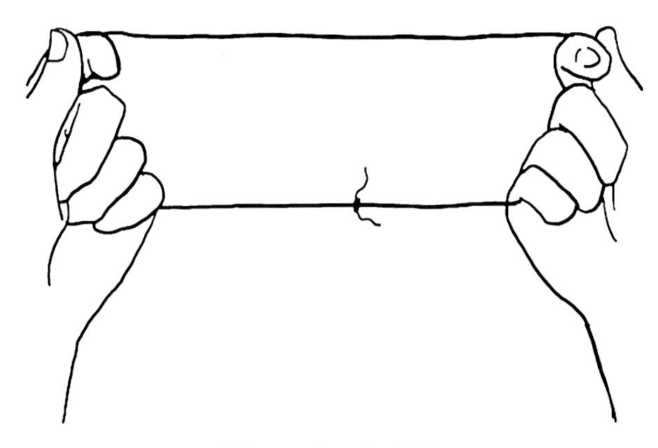

图 2-2-3　打结法

（4）对于邻面接触紧密，牙线难以通过的患者，或者佩戴有牙周夹板、正畸弓丝、固定桥等导致牙线无法从冠方压入邻间隙的患者，可以使用穿线器（floss threader）引导牙线直接从接触点下方水平穿过邻间隙。

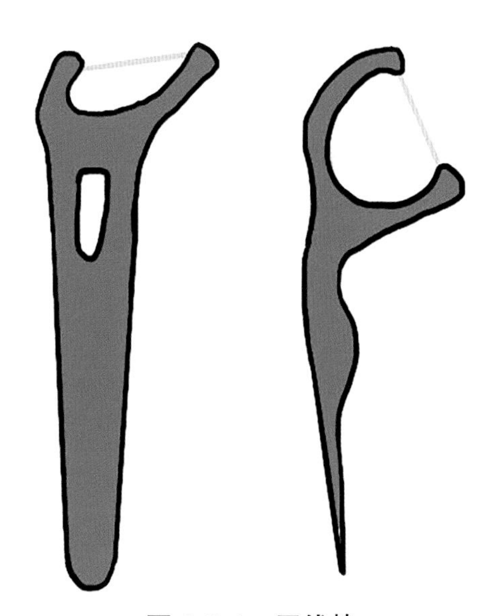

图 2-2-4　牙线棒

2. 牙间隙刷（interdental brush） 牙间隙刷仅适用于清洁空间较大、能够容纳刷头较轻松通过的邻间隙或其他部位，例如Ⅱ、Ⅲ类楔状隙、Ⅳ类根分叉、根面凹陷，以及正畸附件、间隙保持器、牙周夹板、固定桥、种植体周围的菌斑沉积。且对于上述类型间隙来说，牙间隙刷的清洁效果较牙线更好。

根据所需清洁部位空间的大小，选择不同尺寸的牙间隙刷；一般来说，刷头应稍大于被清洁部位。使用牙间隙刷时，先润湿刷头，然后顺牙龈或根分叉的形态将刷头伸入需清洁的部位，缓慢、轻柔地做唇（颊）舌（腭）向动作，以达到清除菌斑的目的。使用牙间隙刷清洁上颌牙列时，刷头方向向下，顺牙龈形态进入牙间隙；反之清洁下颌牙列时刷头朝上（图 2-2-5）。

3. 牙签（toothpick） 牙签是最传统的牙间隙清洁方法，主要适用于牙龈退缩、根面暴露，邻面间隙较大的部位。使用时应将牙签以近乎水平的方向伸进牙间隙，然后使其尖端略朝向咬合面，侧面紧贴一侧牙邻面的颈部做唇（颊）舌（腭）向运动，以清除食物嵌塞以及邻面菌斑，然后漱口。

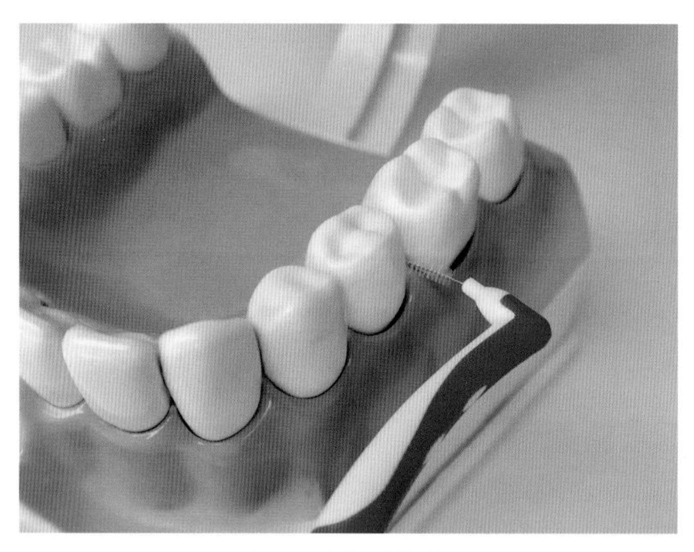

图 2-2-5 牙间隙刷的使用

4. **冲牙器(irrigation)** 相比漱口,冲牙器能够利用水流充分清洁口腔中的特定部位,尤其是邻间隙。使用冲牙器时,应按一定顺序和方向,在口腔内沿龈沟缓慢移动,在两颗牙之间邻间隙的位置稍停留。保证清洁到每颗牙齿唇(颊)舌(腭)面的菌斑和软垢。冲牙器的使用适用于无法坚持有效完成邻面清洁的个体,口内有固定正畸矫治器、固定修复体、种植体,或有口臭问题的患者。而对于能够正确、有效使用如牙线等邻面清洁措施的个体,冲牙器的使用是非必要的。但应注意,冲牙器的主要作用是清洁松散的、未紧密附着于牙面的菌斑和食物残渣,因此只能作为一种辅助性的菌斑清洁方法,不能以此替代刷牙。

(二)化学性措施

包括刷牙在内的机械性措施能够直接有效清洁菌斑,但仍有部分人群在采取了一种或几种机械性措施后,却未达到理想的菌斑控制程度。这一方面是由于机械性措施具有一定的技术敏感性,需要经过反复学习才能掌握,而手部灵活性较差的人群则更加难以完成;另一方面是由于机械性措施的使用往往具有耗时、烦琐、枯燥的特点,导致配合度较差。因此能够破坏菌斑成分、抑制菌斑生长,辅助彻底清除菌斑的化学性措施也具有较大的发展空间和需求。

化学制剂通常以牙膏、含漱剂、口香糖、牙周袋冲洗液等为载体,借此进入口腔局部并发挥作用。常用的化学制剂包括氯己定、酚类化合物、季铵化合物、三氯羟苯醚等。

1. **含漱剂(mouthrinse)** 漱口时,将少量含漱剂含在口内,保持嘴唇闭紧,上下牙之间分开适当的距离；然后用力鼓动两颊及唇部，并运动舌部，使含漱剂能够充分接触到牙龈、牙面及口腔黏膜，并能通过牙间隙区且有轻微压力。通过鼓漱的力量，利用含漱剂反复冲洗口腔内各个部位的食物残渣、碎屑，然后将含漱剂吐出。其中最常用且能够有效减少细菌在牙面黏附和定植的含漱剂为0.12% 或 0.2% 氯己定含漱剂。其使用方法为：①含漱以及局部涂擦、冲洗；②每天使用 2 次，早晚各 1 次，每次 10mL，在刷牙及使用牙线后含漱 1 分钟。

2. 无糖口香糖（sugar-free chewing gum） 咀嚼无糖口香糖也能够辅助清除食物残渣和菌斑。一方面口香糖的黏性能够黏附部分碎屑，另一方面咀嚼运动能够刺激口腔唾液的分泌，减少菌斑堆积，提高口腔缓冲能力，削弱细菌产酸并提高菌斑生物膜 pH，降低菌斑的致龋性。

（三）专业人员的菌斑控制

由于口腔形态、结构的复杂性，尽管上述机械、化学措施的正确实施能够很大程度减少菌斑的残留和堆积，但个人清除菌斑的能力始终有限。因此口腔菌斑的控制仍然需要专业人员的参与。

1. 预防性清洁术（dental prophylaxis） 主要针对没有龈下牙石和牙周袋的牙龈健康个体，通过洁治和抛光技术去除牙面上的菌斑、色素和龈上牙石。操作方法如下：

（1）利用菌斑显示剂显示患者牙面上残留菌斑；

（2）指导患者用牙刷清除遗漏部位和难刷部位的菌斑；

（3）利用牙线或其他邻面清洁器械清除邻面菌斑；

（4）视诊探诊相结合，检查患者是否有龈上牙石，若有则用洁治器去除；

（5）用橡皮杯蘸取抛光膏清洁、抛光牙面。

2. 龈上洁治术 龈上洁治是由口腔专业人员利用器械去除龈上牙石的方法。是常用的、控制牙周病进展的一项定期诊疗措施（图 2-2-6）。在仿头模上练习操作步骤如下：

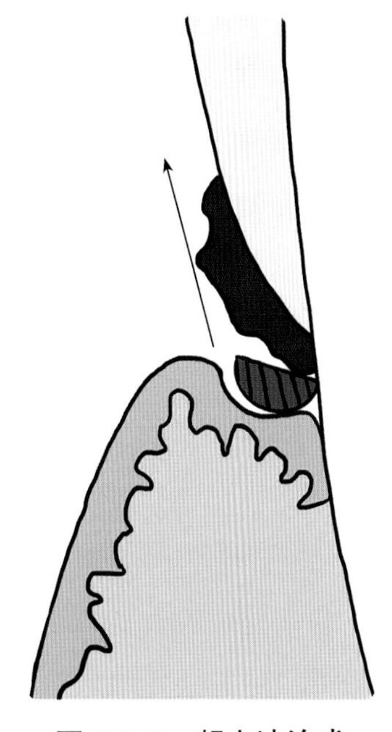

图 2-2-6　龈上洁治术

（1）体位

1）患者体位：患者上身向后仰靠，使患者头部与操作者肘部高度相当。洁治上颌牙时上颌牙平面与水平面成 45°~90°，洁治下颌牙时下颌牙平面与水平面基本平行。

2）操作者体位：主要位于患者右前方，也可根据洁治牙位变化调整至患者右后、正后及左后方。

3）全口牙可分为6个区段，应有计划地、按照一定顺序依次清洁各区段的牙面，避免遗漏。

4）选择合适的洁治器进行龈上洁治术，操作过程中应遵循基本操作要点：①以改良握笔法握持洁治器，中指与无名指贴紧，无名指指腹放在洁治牙的邻近牙齿上作为支点（口内支点）；或利用多个手指的指腹或指背靠在面部，作为口外支点。②将洁治器尖端1~2mm工作刃紧贴牙面放入牙石的根方，洁治器工作面与牙面间的角度为70°~80°。③去除牙石时，握紧器械向牙面施加压力，以支点为中心，经前臂和腕部转动发力向冠方整体刮除牙石。④完成一次洁治动作后，将器械移动至下一洁治部位，两部位之间应有连续性，且有一定重叠。

（2）洁治完成后，自行检查有无残留牙石，若有则补充刮除。

（3）洁治过程应始终小心避免对牙龈造成损伤。

3. 牙周维护治疗 牙周维护治疗是指为巩固疗效，对已得到全面治疗且口腔状况相对稳定的牙周疾病患者，基于患者的过往病情、牙周病危险因素、临床状况、口腔卫生及菌斑控制情况等具体情况而进行的相应计划和长期、定期治疗。主要分为检查和评估、决定、实施治疗三个阶段。

（1）检查和评估：

1）全身健康状况再确认：包括某些系统性疾病（如糖尿病）的控制情况、用药情况以及是否戒烟等。

2）口腔专科检查：①组织检查：牙龈及黏膜的颜色、形态、质地有无异常；②探诊深度：按顺序探诊并记录探诊深度≥3mm的所有位点；③记录出血和/或溢脓的位点；④检查、记录牙齿松动度；⑤检查、记录所有根分叉病变的健康状态；⑥检查、记录牙列中的龋齿；⑦辅助检查：X线片（尤其𬌗翼片）能够提供较清晰的牙槽骨影像；⑧菌斑评估：菌斑染色应在上述临床检查后进行，因为染色可能会影响对牙体、牙龈、黏膜颜色是否正常的判断。

（2）决定治疗计划：依据检查结果，确定是否需要在常规维护治疗基础上进行特殊的个性化治疗，并确定复诊间隔时间。

（3）实施治疗：对于无特殊情况的患者，即可进行常规维护治疗。

1）口腔卫生指导：评估患者的菌斑控制效果，引导患者复习菌斑控制方法并及时纠正错误的自我口腔保健方式。借此帮助患者认识到菌斑控制对牙周健康维护的重要性。

2）根据病情实行必要的治疗：牙周维护治疗的基本内容包括去除牙颈部、牙周袋区域的菌斑，超声洁治、抛光牙面。同时，应通过全面检查及时发现患者口腔中可能导致菌斑滞留的因素，如未治疗的龋齿、充填体悬突、不良修复体等。若检查发现患者口腔内表现出新的牙周疾病症状或牙周病复发，则须考虑进一步的诊断和治疗。

3）维护期的辅助药物使用：根据患者具体的口腔情况，指导患者自行使用辅助药物帮助维持牙周情况的稳定，如漱口液、口腔冲洗液、氟化物、抗生素等。

【操作要点】

1. 对于邻面菌斑清除的机械性措施的选择，应视个体口腔情况而定。牙线适用于龈乳头未退缩、邻面接触紧密的Ⅰ类楔状隙，牙间隙刷则适用于牙龈退缩、邻间隙增大或口内存在正畸弓丝、修复体等的患者。

2. 使用任何机械性清除菌斑的器械时，动作应当轻柔、顺应口腔内部的形态结构，避免损伤牙体及牙周组织。

3. 采取机械性措施清洁牙面时，应按照一定的顺序和方向清洁，并注意不要遗漏牙列最末端牙齿的远中面。

4. **邻面菌斑清除的时间和频率**　理想的邻面菌斑清除频率与个体的牙周炎症程度，龋病、牙龈炎和牙周炎的易感性，唾液对菌斑的清除功能，菌斑的数量和毒力等因素相关。每次采取措施持续的时间则受患者的易感程度、牙周破坏程度、天然牙及修复体情况、手部灵巧度及可能存在的其他自我口腔护理障碍的影响。对大多数人群而言，每天进行两次刷牙和一次邻面菌斑清洁即可达到较好的口腔卫生维持效果。

5. **化学性措施**　仅可作为辅助性菌斑控制措施，不能代替机械性措施。其中保健型含漱液一般可以作为日常辅助性口腔护理手段，治疗型含漱液则应遵医嘱使用，切忌擅自长期使用。

6. 各种菌斑控制措施的选择应充分考虑个人的学习能力、掌握程度和接受程度等。比起统一化的口腔卫生指导，患者能够坚持实施菌斑控制措施更能达到较好的口腔维护效果。

第三节　菌斑控制的临床评估

【目的和要求】

掌握显示菌斑的方法，熟悉菌斑控制的临床评估流程，了解菌斑控制的必要性。

【实验内容】

1. O’leary 菌斑记录法。
2. Turesky 改良 QH 菌斑指数。
3. 菌斑检测新方法。

【实验用品】

菌斑显示剂、棉球、记录表等。

【方法和步骤】

（一）O’leary 菌斑记录法

利用 O’leary 菌斑记录卡记录患者的菌斑控制效果，是目前国际上广泛使用的一种菌斑控制效果评价方式。医生利用菌斑显示剂显示菌斑，检查并记录菌斑控制效果，并将结果反馈给患者，达到鼓励、督促患者加强菌斑控制实践的效果。

1. 菌斑显示　牙菌斑生物膜是黏附在牙面上的，不能被水冲去或漱掉的细菌性斑块。在已经彻底清洁的牙面上，数分钟后便能重新形成透明、无细菌的薄膜，1 小时后即可发生细菌的选择性黏附，12 小时后则可被菌斑染色剂指示出来（图 2-3-1）。通过菌斑染色，能够直观地观察菌斑控制的效果。

常用的菌斑显示剂有碱性品红、赤藓红、荧光素钠溶液或片剂，其中荧光素钠对菌斑的染色效果（黄色）需要在蓝相光固化灯下观察。此外，目前还有包含红、蓝两种着色成分的双色菌斑显示剂，其中红色着色成分可以附着于所有牙菌斑，而蓝色着色成分更易渗透进入更厚、密度更高的成熟牙菌斑，最终使新鲜菌斑呈浅红色，成熟菌斑显示为蓝、紫色。此处以碱性品红为例，其具体使用方法如下：

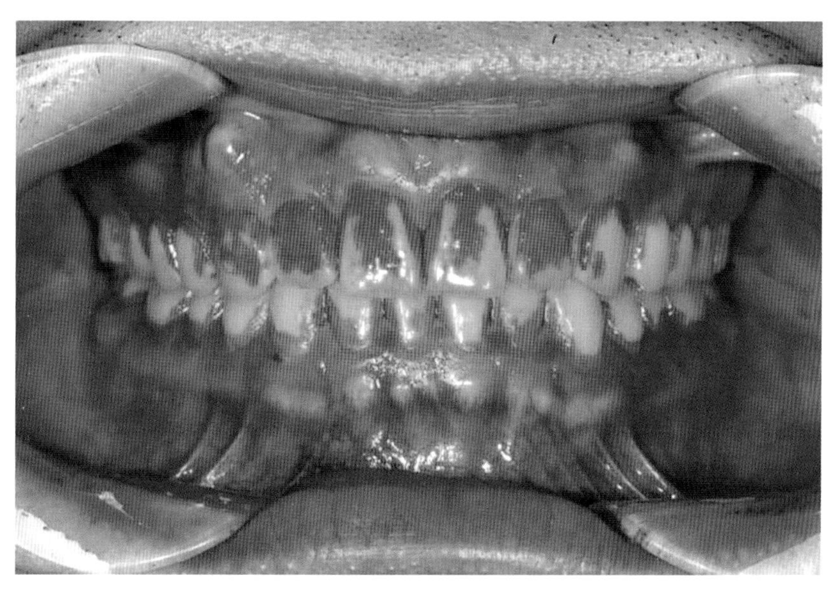

图 2-3-1 着色的牙菌斑

（1）溶液使用方法

1）棉球涂布法：用镊子夹取棉球，充分蘸取菌斑显示液后，将显示液轻轻涂布于全口牙的唇（颊）舌（腭）面，涂布完成后含漱清水一次 1 分钟，漱净后，即能观察到菌斑着色呈红色。

2）漱口法：将菌斑显示液稀释后，嘱待测者含漱 15~30 秒，即可显示菌斑。

（2）片剂使用方法：若使用菌斑显示片，嘱待测者咀嚼片剂 30~60 秒，并用舌尖将其舔到各个牙面，之后以清水漱口，即可显示菌斑。注意部分患者可能对片剂中的主要成分荧光素二钠盐发生过敏反应，使用前应仔细询问过敏史。

2. 菌斑控制的临床评估 菌斑染色后应仔细观察并记录菌斑的量和分布情况，并记录在菌斑记录卡上（图 2-3-2），作为计算菌斑百分率、评价菌斑控制效果的依据。

（1）记录方法：每颗牙分为 4 个牙面，分别观察各个面有无菌斑着色。若有着色则在记录卡的相应位置以“—”表示；未萌牙或缺失牙则在记录表上打“×”。

（2）计算方法：通常以菌斑百分率的计算结果作为评价菌斑控制效果的指标。其计算公式如下。

$$菌斑百分率 =（有菌斑牙面总数 / 受检牙面总数）\times 100\%$$

$$受检牙面总数 = 受检牙总数 \times 4$$

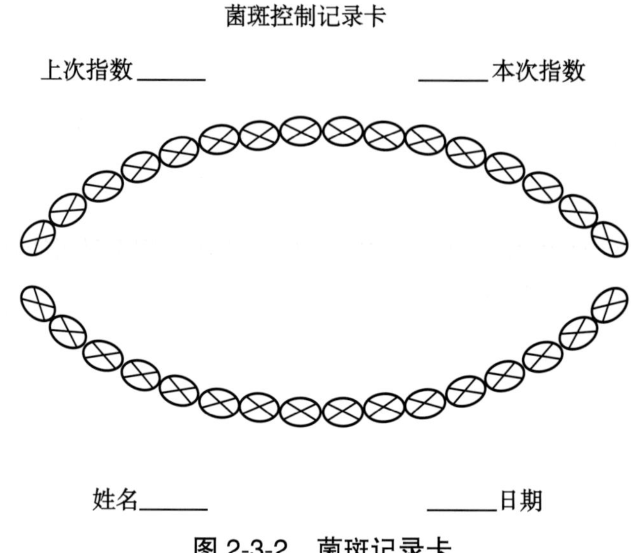

图 2-3-2　菌斑记录卡

（二）Turesky 改良 QH 菌斑指数

除上述评价菌斑累积情况的方法之外，Turesky 改良 Quigley&Hein 菌斑指数（Quigey&Hein plaque index，QHI）也是评价牙面菌斑控制情况的常用指标。

计算牙面菌斑的 QH 指数，需检查除第三磨牙外的所有牙面，或按 1959 年 Ramfjord 提出的方法，检查 6 颗牙齿（即 16、21、24、36、41、44）的所有牙面。先用菌斑染色剂使菌斑着色，再根据不同牙面的菌斑覆盖情况记分。

记分标准如下：

0= 牙面无菌斑；

1= 牙颈部龈缘处有散在的点状菌斑；

2= 牙颈部菌斑宽度不超过 1mm；

3= 牙颈部菌斑覆盖宽度超过 1mm，但覆盖面积在牙面 1/3 以下；

4= 菌斑覆盖面积在牙面 1/3 到 2/3 之间；

5= 菌斑覆盖面积占牙面 2/3 以上。

（三）菌斑控制临床评估的新方法

尽管使用 O'leary 菌斑记录法评价菌斑控制效果已经在国际上广泛应用，对指导临床菌斑控制措施有较好的参考价值，但由于这种评估方式主要是基于人为的染色和目测，具有一定的主观性；同时，着色剂的使用也可能使软组织染色，对观察造成干扰，或者可能引起患者对美观方面的担忧。

因此，菌斑控制临床评估的新方法也在被不断探究。其中，定量光导荧光

（quantitative light-induced fluorescence，QLF）技术的研究较为丰富。定量光导荧光技术是一种可用于检测牙菌斑的新型光学技术，其基本原理是通过特定波长激发光的照射，部分菌斑会发出红色荧光。目前认为红色荧光来自菌斑中部分细菌的代谢产物卟啉，也有学者认为是由于菌斑中多糖被激发的缘故。研究表明，将 QLF 设备获取图像中菌斑占牙面面积的百分比作为评价指标，与使用双色染色剂时呈蓝色的菌斑区域有显著相关性。而直接用 QH 指标评价 QLF 设备所获取图像时，与传统临床菌斑检查的结果也具有一致性。

QLF 技术结合数字图像采集技术使菌斑累积情况的客观、定量评估成为可能。不过目前 QLF 技术主要应用于前牙区的菌斑评估，同时，由于丙烯酸树脂的干扰，QLF 技术也不适用于检测全口义齿上的菌斑检测。

第四节　刷牙方式的个性化选择和刷牙效果的评估

【目的和要求】

了解刷牙方式的个性化选择和刷牙效果的自我评估。

【实验内容】

1. 刷牙方式的个性化选择。
2. 刷牙效果的评估。

【实验用品】

菌斑显示剂，手动牙刷，电动牙刷，菌斑记录表。

【方法和步骤】

1. 两两一组，一位同学作为检查者，另一位作为被检查者。检查者在仔细检查被检者的口内情况后，使用菌斑显示剂对被检者进行菌斑检查，并记录各牙面的菌斑附着情况。

2. 检查者根据“第一节　牙刷选择与刷牙方法”中学习的相关知识，结合被检查者的口内情况，选择最恰当的能够有效清洁牙面菌斑的刷牙方式，对被检查者进行刷牙方式指导（手动刷牙方式具体步骤如“第一节　牙刷选择与刷牙方法”所述，电动牙刷使用方法参照各品牌说明书）。

3. 被检查者随机选择在左侧或右侧牙列使用被推荐方法进行牙面清洁，而在另一侧牙列上使用平常习惯使用的刷牙方式进行牙面清洁。

4. 刷牙完成后再次利用菌斑显示剂对残留菌斑进行染色，在新的表格上记录各牙面的菌斑附着情况。

5. 收集刷牙前后菌斑着色情况的照片，并对比分析使用不同方法刷牙后对牙面菌斑的清除效果，完成实验报告并最终确定适合自己的刷牙方式。

【操作要点】

1. 实验前认真学习菌斑控制的原则以及各种可行方式。

2. 鼓励学生在实验后根据所学知识，为周围亲朋好友制订菌斑清洁计划并进行指导，帮助对菌斑清洁方法的掌握和巩固（图 2-4-1）。

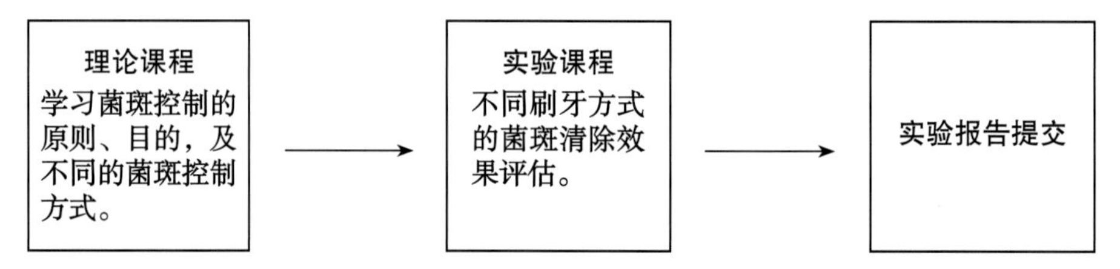

图 2-4-1　通过体验式学习有效掌握刷牙控制菌斑的三个步骤

（罗晶晶　程　立）

参考文献

1. NORMAN O H, FRANKLIN G G, CHRISTINE N N. Primary Preventive Dentistry. 8th ed. New York: Pearson Education, Inc., 2014.

2. 冯希平 . 口腔预防医学 . 7 版 . 北京：人民卫生出版社，2020.

3. 孟焕新 . 牙周病学 . 5 版 . 北京：人民卫生出版社，2020.

4. YAACOB M, WORTHINGTON H V, DEACON S A, et al. Powered versus manual toothbrushing for oral health. Cochrane Database of Systematic Reviews, 2014,（6）: CD002281.

5. 潘亚萍，常春荣 . 牙周维护治疗 . 中国实用口腔科杂志，2010，3（01）：11-14.

6. ZHANG R, ZHANG B, LI M, et al. Application of a three-session-procedure based on experiential learning in a tooth brushing course for Chinese dental students. BMC Medical Education, 2019, 19（1）: 44.

7. VOLGENANT C M C, FERNANDEZ Y M, ROSEMA N A M, et al. Comparison of red autofluorescing plaque and disclosed plaque-a cross-sectional study. Clinical Oral Investigation, 2016, 20（9）:

2551-2558.
8. 陈艳艳，彭显，周学东，等．定量光导荧光技术在龋病及牙周疾病诊治中的应用．国际口腔医学杂志，2019，46（06）：699-704.
9. 黄振，栾庆先．数字图像分析技术定量分析牙菌斑的效果评价．北京大学学报（医学版），2016，48（02）：320-323.

第三章　口腔健康教育与促进——科普写作与演讲

【目的和要求】

1. 熟悉海报、折页类健康教育材料的制作步骤。
2. 了解报刊书籍、新媒体类健康教育材料。
3. 熟悉口腔科普演讲的技巧。

口腔健康教育（oral health education）是指通过有计划、有组织、有系统的社会教育活动，提高人们对口腔健康的认识水平，使大众懂得一些基础的口腔卫生保健知识，自觉采纳有益于口腔健康的行为和生活方式，消除或减少影响口腔健康的危险因素，预防口腔疾病，促进口腔健康，提高生活质量。其核心在于帮助人们树立口腔健康意识，通过口腔健康教育，可以帮助人们了解到哪些行为是不利于口腔健康的，在日常生活中加以注意并改正，最终达到减少口腔疾病发生发展的目的。同时，口腔健康是全身健康的组成部分，口腔健康与全身健康密切相关，因此，口腔健康教育也可通过提高人们的口腔健康知识水平，从而促进全身健康。

口腔预防医学（preventive dentistry）旨在通过有组织的社会努力，预防口腔疾病，维护口腔健康，提高生活质量。其中，口腔健康教育是不可或缺的一环。同时，口腔健康教育也是临床医疗服务的组成部分，医生在进行检查、诊断、治疗与康复过程中都应尽可能地针对患者病情进行必要的口腔健康教育。本实验将注重口腔健康教育能力的培养，主要包括以下两个方面，第一部分介绍常见口腔健康教育材料的制作及注意事项；第二部分介绍口腔科普演讲的技巧及注意事项。

第一节　口腔健康教育材料的制作

【方法和步骤】

口腔健康教育材料是将口腔健康知识以可视听化的形式呈现给大众，常见的形式有海报、宣传折页、报纸以及新兴的短视频。如何制作一个既能吸引大众观看，又可以让大众受益的口腔健康教育材料是至关重要的。制作一个口腔健康教育材料主要有三个步骤：分析受众人群、提炼关键信息以及确定呈现形式。

1. 分析受众人群　在制作一个口腔健康教育材料之前，我们首先要清楚这个材料是为哪些人群设计的，不同的受众人群有不同的口腔问题，也有不同的信息获取渠道。所以，我们要充分了解受众人群的口腔健康需求，针对他们的需求选择适宜的呈现形式，制作相应内容的教育材料。我们可以从受众人群的基本情况、常见的口腔问题以及信息获取渠道三个方面来分析。

（1）受众人群的基本情况：受众人群的基本情况可以从年龄、地区、家庭经济情况以及受教育水平等方面分析。面对不同情况的受众，我们要采取不同的呈现形式，选择不同的关键信息。另外，考虑受众人群时，不应只考虑受众本身，还应考虑到与受众人群相关联的人。例如当我们选择儿童作为健康教育的受众时，考虑到他们的身心尚未发育完全，对宣教知识的接受程度较低，我们可以考虑将他们的父母作为我们的主要受众人群，让他们在生活中去改变孩子的不良口腔习惯，间接地达到对儿童健康教育的目的。

（2）受众人群常见的口腔问题：受众人群常见的口腔问题主要从年龄、所处地区等方面分析。不同年龄、不同地区的人群所面对的口腔问题也是不同的。例如，海南、台湾、湖南等地的人群喜爱咀嚼槟榔，他们罹患口腔癌的风险高于其他地区的人群，面对这部分受众人群，我们要加大对“咀嚼槟榔易增加罹患口腔癌风险”的口腔健康教育。明确受众人群的主要口腔问题，有利于我们“对症下药”，制作该人群真正需要的口腔健康教育材料。

（3）受众人群的信息获取渠道：受众人群的信息获取渠道主要从年龄、所处地区的发展程度等方面来分析。不同年龄、不同地区的人群如今获取信息的渠道不尽相同。例如，处于经济较发达地区的年轻人，更多的是通过各类手机新闻 APP 或短视频平台获取信息；而部分中老年人可能仍保留着阅读报纸的习惯。

面对不同的受众人群，我们要采取不同的呈现形式，以便他们更容易获取到我们的健康教育材料。

受众人群的基本情况对于我们制作口腔健康教育材料至关重要，我们可以通过流行病学调查或者查询相关的政策文件收集受众人群的基本情况，只有充分了解，才能“有的放矢”，制作出他们容易获取、认同、喜爱并且真正受益的口腔健康教育材料。

2. 提炼关键信息　在了解受众人群的基本情况之后，我们就要确定口腔健康教育材料的主题及内容。关键信息就是材料主题内容的核心部分，受众人群面临的主要的口腔问题、我们希望传达的口腔健康知识就是关键信息。关键信息可以从“是什么”“为什么”以及“怎么做”来分析。

（1）“是什么”：“是什么”，顾名思义，就是要让受众人群清楚我们健康教育的主要内容。例如进行牙周炎的健康教育时，要将牙周炎的各类临床表现叙述清楚，防止出现人们看完材料还不知道自己是否有牙周炎的情况。同时我们也需要让人们能够清晰地辨别是不是他们需求的口腔健康教育材料，避免出现“文不对题”的情况。例如，在对老年人进行防龋健康教育时，要把重心放在根面龋上。

（2）“为什么”：“为什么”也很好理解，就是让人们清楚宣教内容的重要性。例如儿童乳牙龋坏不及时处理可能导致相应恒牙的发育问题等。叙述时要注意语言的通俗易懂，避免使用过于专业的名词，例如将龋齿改为人们通常说的“虫牙”，将窝沟封闭比喻成牙齿的“白金铠甲”等。

（3）“怎么做”：“怎么做”，就是让人们清楚怎么做是有益于口腔健康的，哪些习惯是不利于口腔健康的，这是我们健康教育的最终目的。所以，关键信息中须包含正确、有利于口腔健康的生活行为，便于受众参照执行，养成良好的生活习惯。

以“水平颤动拂刷刷牙法（改良 Bass 刷牙法）”为例：

1）正确握法，拇指前伸比“赞”的手势。

2）将牙刷对准牙齿与牙龈交接的地方，刷上颌牙齿时刷毛朝上，覆盖一点牙龈，牙刷做短距离的水平颤动。刷下颌牙齿时刷毛朝下，依同样的要领刷。

3）牙刷与牙齿成 45°~60°，并轻压向牙齿，使刷毛的侧边也与牙齿接触，但不可用力使刷毛分岔。

4）牙刷定位后，开始作短距离的水平颤动，两颗、三颗牙前后来回约刷十次。然后将牙刷向牙冠方向转动，拂刷唇（颊）、舌（腭）面。注意动作要轻柔。

5）刷牙时张大嘴，看到上颌右边最后一颗牙。然后由右后方颊侧开始，刷到左边；然后左边咬合面、左边腭侧再回到右边腭侧，然后右边咬合面。如此循序刷便不会有遗漏（刷牙的顺序有一口诀：右边开始，右边结束）。

6）刷咬合面时，也是两颗牙、三颗牙来回地刷。

7）上颌后牙的腭侧是较不易刷的地方，刷毛仍对准牙齿与牙龈的交接处，刷柄要贴近前牙。刷右边舌侧时刷柄自然会朝向左边，此时我们建议用左手刷右边的后牙腭侧，便于操作。

8）此外，刷后牙的颊侧用同侧手，即刷右边颊侧用右手，左边颊侧用左手。同时刷柄可将脸颊撑开，以利于观察。

9）刷完上颌的牙齿，再用同样的原则与方法，刷下颌的牙齿。

3. 确定呈现形式 常见的口腔健康教育材料的形式主要分为两大类：传统纸质类以及新媒体类。其中，传统纸质类包含宣传海报、宣传折页、报刊、书籍等，新媒体类包含公众号、短视频等。不同的呈现形式适宜的受众人群、表现的特征及注意事项不尽相同。下面，将对几种呈现形式进行介绍。

（1）宣传海报：海报设计是视觉传达的表现形式之一，通过版面的排布在第一时间将观众的目光吸引，并留下深刻的印象。因此，海报要将图片、文字、色彩及空间等要素进行完整的结合，最终以赏心悦目、抓人眼球的形式向观众展示出想表达的信息。

口腔健康教育类的宣传海报多以图片为主体，搭配以简明扼要的关键信息，需要强烈的画面感引人注目，多用于社会动员或者倡导性的传播活动，例如每年的9月20日是我国的爱牙日，都会设计宣传海报向全国民众进行口腔健康教育。以窝沟封闭的宣传海报为例（图3-1-1）。

（2）宣传折页：宣传折页是指彩色印刷的单张彩页，可以根据自身设计的版面进行不同形式的折叠，达到美观、引人注意的效果。与海报相比，折页承载的信息量更多，适合针对某一特定人群的某个口腔问题进行详细的宣传教育。例如在“2018年大学生口腔科普创新竞赛”中以“我们的目标是——没有蛀牙”为主题设计的折页（图3-1-2）。

（3）报刊书籍：报刊书籍类的口腔健康教育材料相比较海报、折页类，文字性的内容占比更多，配合一些说明性的图片，做到图文并茂，可以让受众反复阅读，获取更多更系统的口腔健康保健知识。例如中华口腔医学会组织编写的《关爱自己从牙开始——成人口腔保健》科普书籍在2020“农民喜爱的百种图书”评选中脱颖而出，入选20种医卫生活类图书名单。

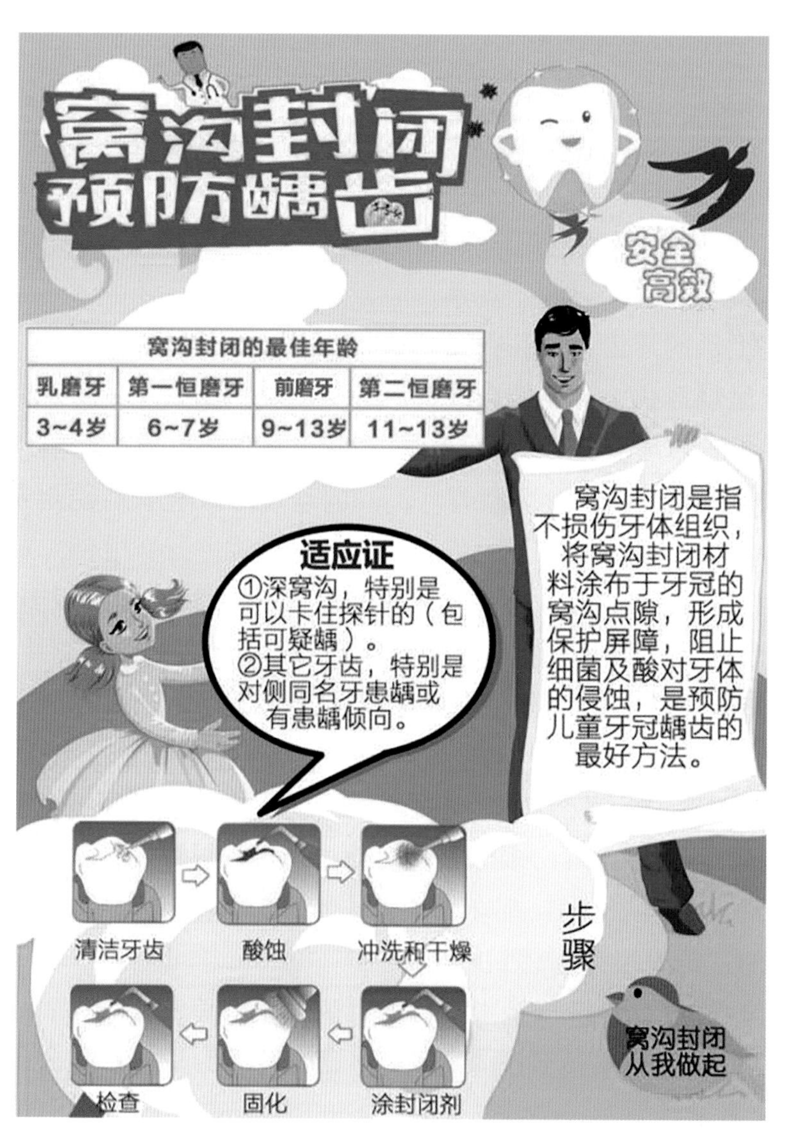

图 3-1-1　窝沟封闭的宣传海报（张沈懿，四川大学，2018）

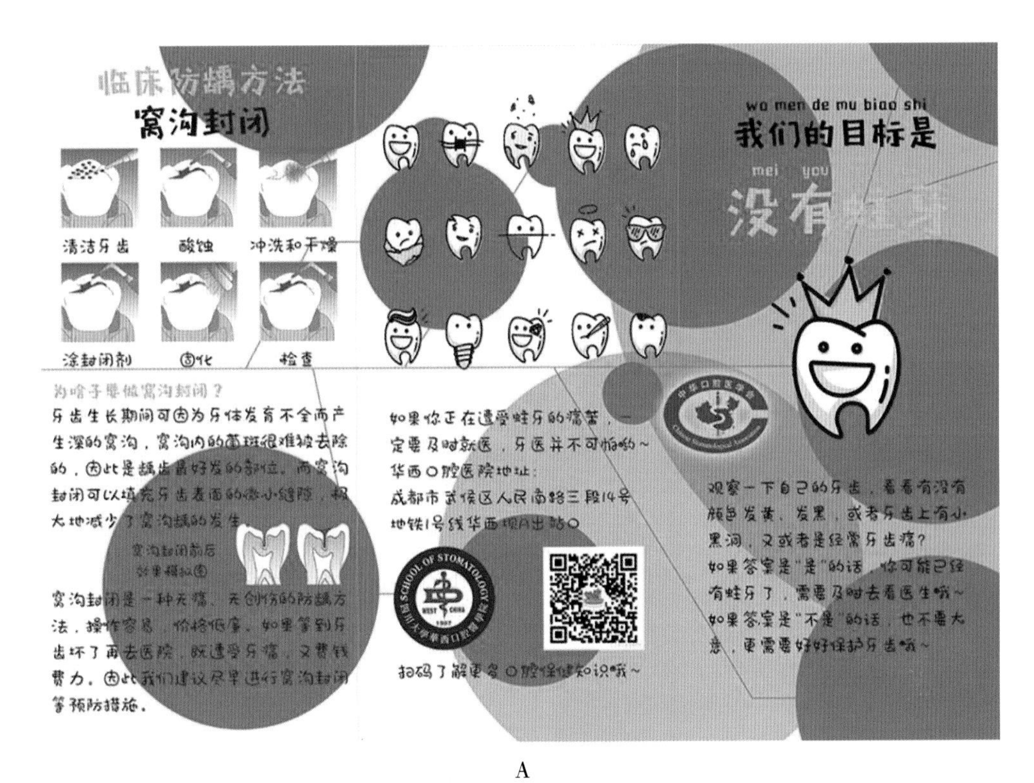

A

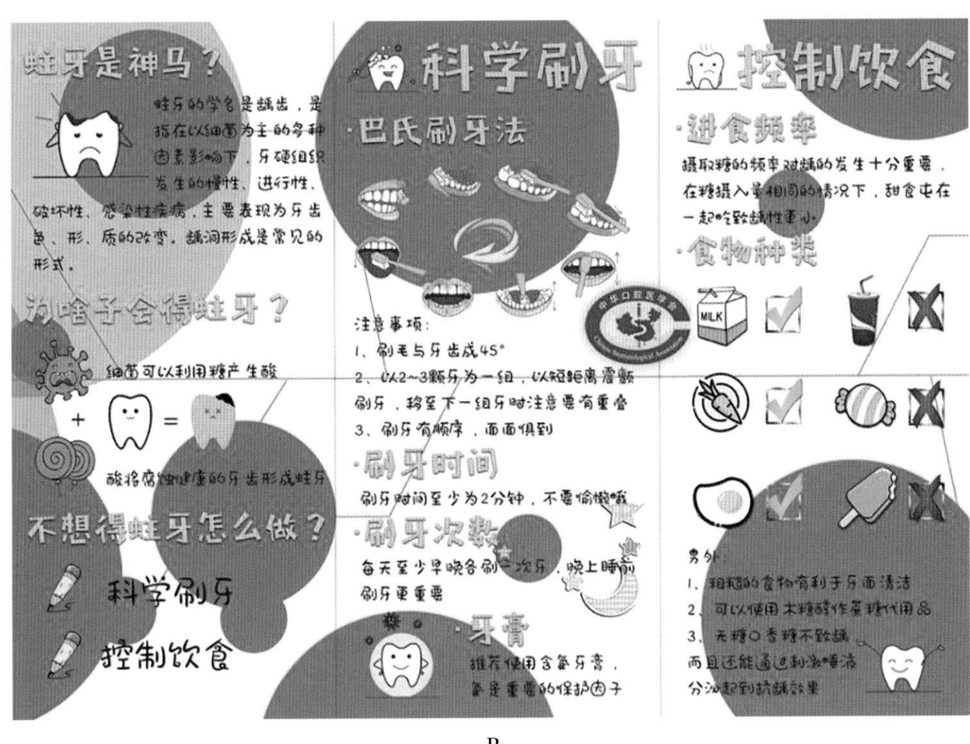

B

图 3-1-2　2018 年大学生口腔科普创新竞赛中的获奖折页作品
（吴雁格、潘悦、漆美瑶、王琪，四川大学，2018）
A. 窝沟封闭的步骤及必要性　B. 科学刷牙及控制饮食

（4）新媒体类：随着科技的不断进步，越来越多的口腔健康教育形式也涌现出来，例如现在常见的公众号（图 3-1-3）及短视频类（图 3-1-4）的科普作品。这些形式的出现符合现在大部分人们的生活节奏与生活方式，让人们更方便快捷地获取口腔健康保健相关的知识。例如华西口腔预防科微信公众号推送的科普文章及短视频（图 3-1-3，图 3-1-4）。

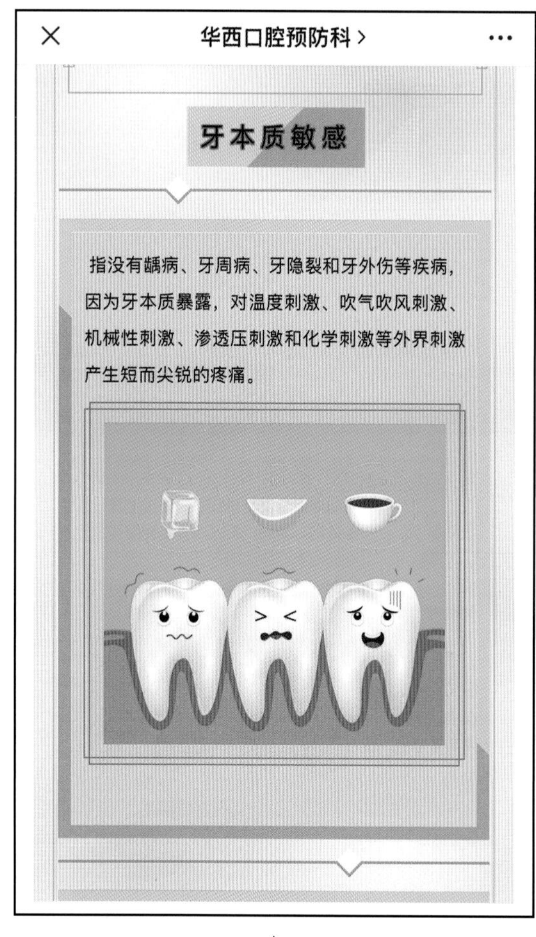

A

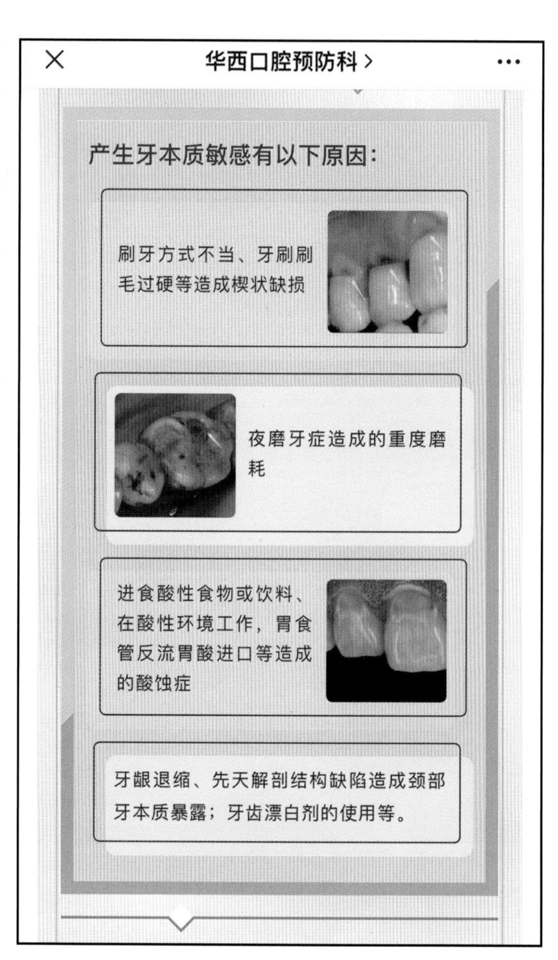

B

图 3-1-3　公众号宣传牙本质敏感

A. 牙本质敏感的定义　B. 牙本质敏感的病因

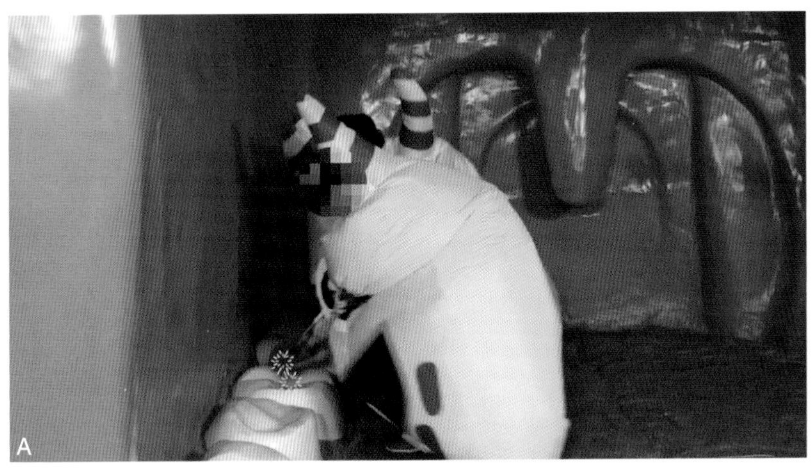

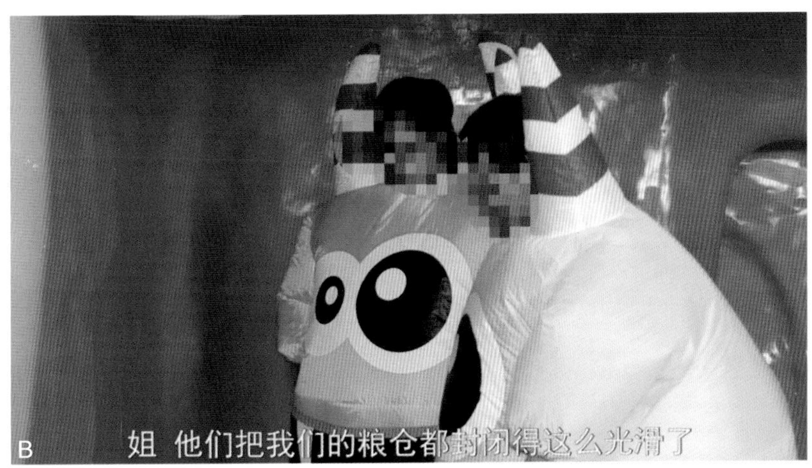

图 3-1-4 使用短视频宣传窝沟封闭

A. 细菌破坏牙齿的窝沟 B. 窝沟封闭使牙齿的窝沟光滑,不易患龋

此外,随着科技的不断进步,未来的口腔健康教育材料可能会与虚拟现实(VR)技术结合,给人们带来趣味、科学、沉浸体验等融为一体的口腔健康教育材料。

【制作示范】

我们以"儿童口腔早期矫治管理"为主题,按照我们所说的三个步骤即分析受众人群、提炼关键信息、确定呈现形式来制作我们的口腔健康教育材料。

1. 分析受众人群　儿童口腔早期矫治是指在儿童恒牙列未完全形成时对已经出现的牙列不齐、不齐趋势或导致不齐的病因进行预防、阻断、矫正或引导的治疗。那么，我们的受众人群就是恒牙列未完全形成的儿童。但是，儿童对于接受口腔健康教育尚有一定困难，那么我们就要将目光转移到儿童的父母身上，他们与孩子饮食起居在一起，可以对孩子们的行为、观念产生引导作用，向家长科普我们本次的健康知识，是我们的主要目的，家长也就成为了本次健康教育的主要受众人群。

2. 提炼关键信息　关键信息要从"是什么""为什么"以及"怎么做"三方面分析。首先，"是什么"——儿童口腔早期矫治。我们就需要查阅其具体定义，儿童口腔早期矫治是指在儿童恒牙列未完全形成时对已经出现的牙列不齐、不齐趋势或导致不齐的病因进行预防、阻断、矫正或引导的治疗。其次，"为什么"，我们需要向主要受众人群即家长们说明为什么要关注儿童口腔早期矫治。这里，我们可以从错𬌗畸形会对儿童口腔发育造成的影响以及及时预防和治疗错𬌗畸形对儿童口腔发育的益处两个方面来阐明。最后，"怎么做"，我们可以告诉家长们哪些不良习惯可能会引起错𬌗畸形，让家长们关注自家孩子是否有这些不良习惯，如果有，及时就医，达到早期预防、治疗错𬌗畸形的目的。

3. 确定呈现形式　清楚了受众人群以及关键信息，我们就可以选择我们的最终呈现形式了。本次的健康教育不仅仅是引起人们的关注，还希望传递给家长们一些日常生活中需要注意的事项，也要做到简洁明了，便于反复观看。因此，既能承载相对较多的内容，又方便易携的折页是我们本次健康教育的选择之一。我们可以通过折页层层递进地将我们的"为什么""怎么做""如何预防"呈现给我们的受众。同时，需要注意内容的科学性、叙述的通俗性，做到图文并茂，引人瞩目。例如，我们采取家长与医生之间一问一答的形式，让文字动起来，不再那么枯燥。同时，我们通过清晰明了的图片告诉家长们需要注意什么以及怎么做。最后，我们将主要内容编撰成一首儿歌，便于记忆（图 3-1-5）。

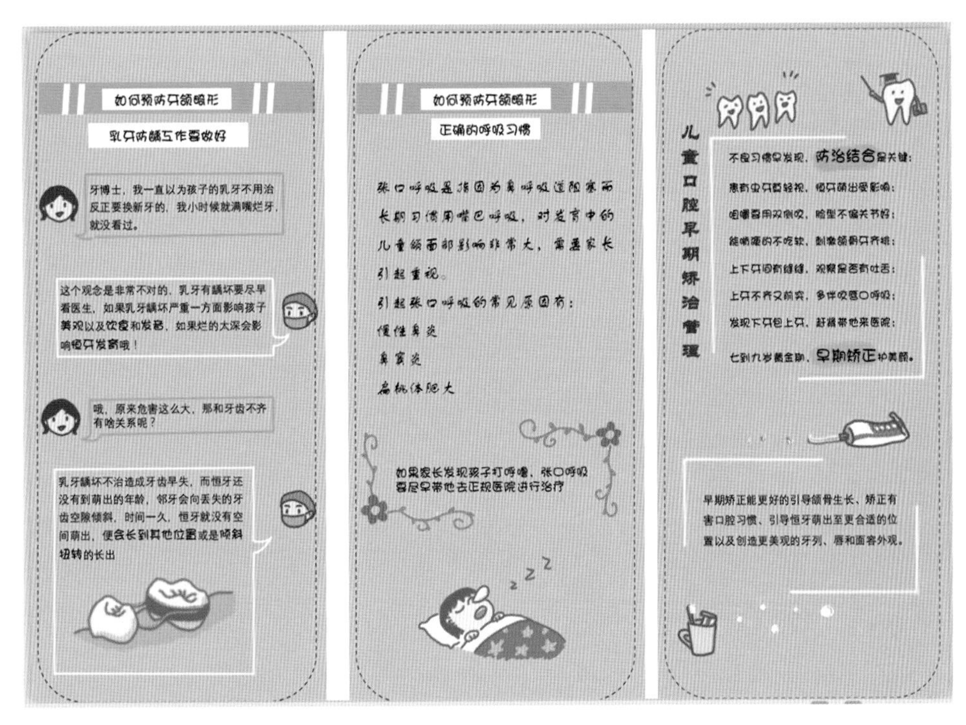

A

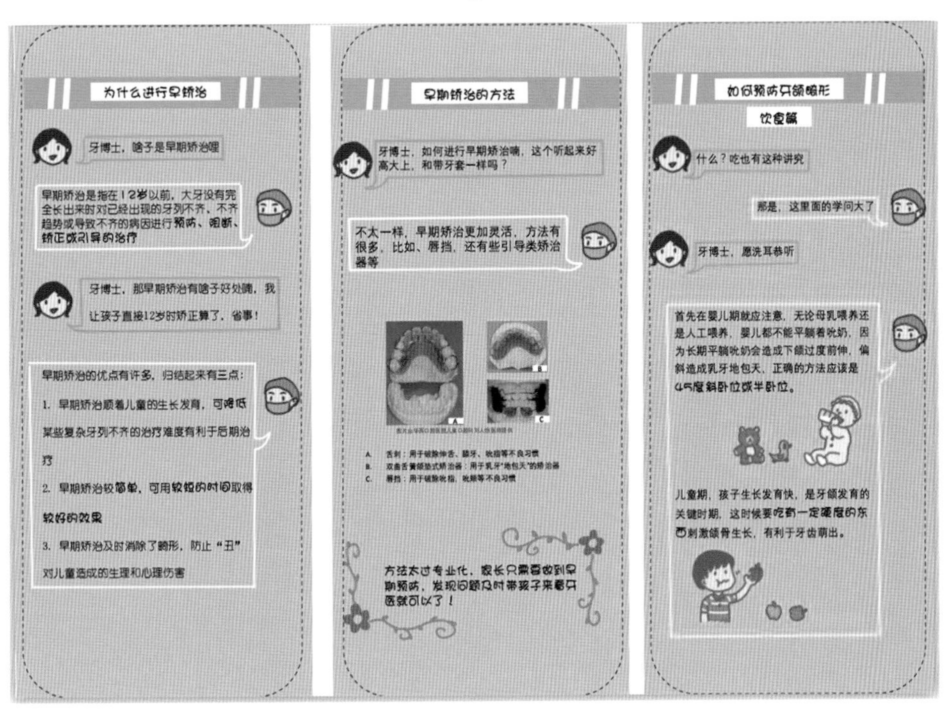

B

图 3-1-5　儿童口腔早期矫治管理的折页

（孙国芳、张羽婷，尹伟，四川大学，2018）

A. 可能引起错𬌗畸形的不良习惯及所编的儿歌　B. 儿童早期矫治的“为什么”“怎么做”和“如何预防”

【实验内容】

1. 以 2~4 人为一组，从以下内容中任选其一，设计一幅海报或者一份折页。

（1）涂氟；

（2）窝沟封闭；

（3）预防性树脂充填；

（4）非创伤性修复治疗；

（5）刷牙方法与菌斑控制；

（6）妊娠期妇女的口腔保健；

（7）婴幼儿期的口腔保健；

（8）学龄儿童的口腔保健；

（9）老年人的口腔保健。

2. 从观感（图文搭配、排版设计）和内容（内容科学严谨、语句通俗易懂）两方面进行组间互评。

第二节　口腔科普演讲

演讲，又称讲演或者演说，是指在公众场合，以声音语音为主要手段，以肢体语言为辅助，针对某个具体问题，鲜明、完整地发表自己的见解和主张，阐明事理或者抒发情感，来进行宣传鼓舞的一种语言交际活动。口腔科普演讲是口腔健康教育的一种形式，不同于上面介绍的几种呈现形式，演讲同时也是口腔健康教育的一种传播方式，是将口腔健康保健知识以叙述的形式，生动地讲解给受众人群，让人们视听结合，更好地理解接受这些知识，达到口腔健康教育的目的。本节内容将介绍口腔科普演讲的特点及技巧。

1. 口腔科普演讲的特点　相对于一般报告的科学性、权威性及指导性，口腔科普演讲更注重知识性、典型性及生动性。演讲者在进行演讲时，要避免过多进行专业性极强的原理、机制等科学性的讲述，应保证演讲内容是听众在日常生活中比较关心的问题，再以典型的案例加以辅助，同时应饱含情感，引起听众们的共情，让听众们仿佛身临其境，更好地理解接受演讲的内容。

在演讲的过程中，不仅要有“讲”，还要有“演”，以声音为主，肢体语言为辅，二者和谐统一。演讲时可以适当引用、改编一些大家耳熟能详的故事，配以适当的表演，让整场演讲具有生动性，更加吸引听众的关注，从而让听众理解接受这些口腔健康教育的内容。

2. 口腔科普演讲的技巧 一场优秀的口腔科普演讲的直接体现就是现场的效果，离不开演讲前的充分准备。在准备过程及演讲过程中，懂得一些技巧能够使口腔科普演讲更加引人入胜，达到更好的科普口腔健康知识的目的。

（1）演讲前的准备：在进行一个演讲之前，我们首先要了解我们的听众，不同年龄、不同地区的听众所需求的口腔保健知识不尽相同，制作口腔健康教育材料时，需要对受众人群的基本情况、常见口腔问题进行了解，做到有的放矢。

除了了解听众之外，还应对自己演讲过程中可能使用的物品进行准备。例如，当你准备向听众进行口腔清洁的科普时，准备一个口腔模型及演讲中需要用到的清洁工具，在演讲时进行实时示范，将会起到事半功倍的效果（图 3-2-1）。

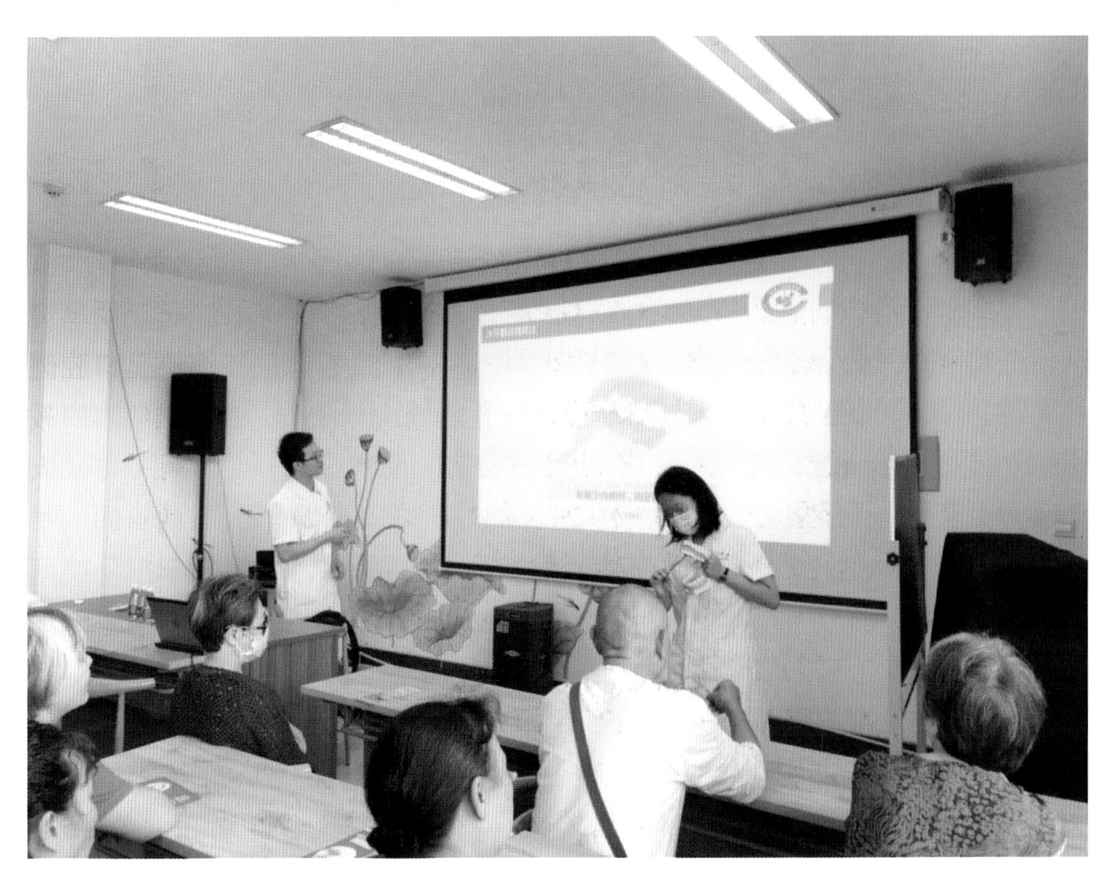

图 3-2-1 演讲者以口腔模型为辅助讲解刷牙方法

（2）多媒体幻灯片的制作：目前的演讲多以多媒体幻灯片辅助展示我们的演讲内容，制作一个优秀的多媒体幻灯片将是我们演讲时有力的“武器”（图 3-2-2）。多媒体幻灯片的制作类似于口腔健康教育材料的海报、折页类的制作，要做到关键信息突出，图文并茂，排版精美，避免出现图文搭配不均、文字图片不清晰等问题。制作时可多学习借鉴他人优秀的多媒体幻灯片，给自己的演讲增色。

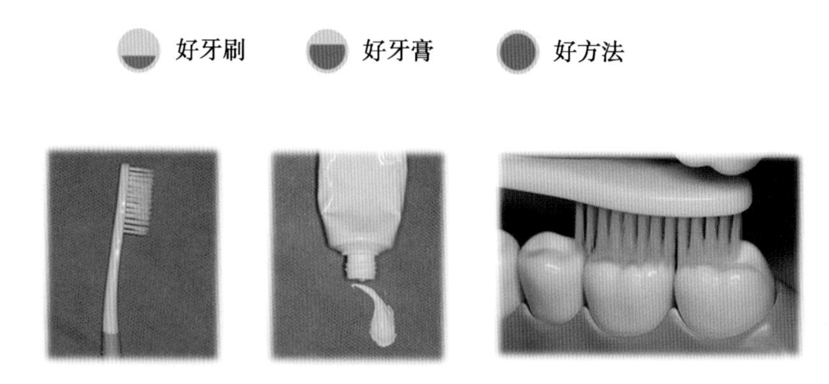

图 3-2-2　关于刷牙科普的 PPT 示例

（3）声音语言的表达：作为我们演讲时的主要表达方式，演讲者的声音语言的表达至关重要。首先，演讲时要做到用词准确、生动，既要保证演讲内容的科学性，又要使用通俗易懂的语言传达给听众，善用修辞手法，避免听众因内容晦涩难懂而对演讲失去兴趣。其次，表达时要富有感情，要引起听众的共鸣，适当时可以使用一两句方言俗语调节气氛。再次，语言应该精练，用最短的语句阐述我们想表达的内容，可以适当使用概括性的语句，可以自编一段顺口溜或者儿歌帮助听众记住演讲内容。最后，口齿要清晰，避免因为发音不准导致的歧义。

（4）肢体语言的表达：演讲时除了我们的声音语言，还需要我们使用肢体语言帮助我们更好地进行演讲。我们的各种姿势、眼神、表情，运用恰当的话，都能使我们的演讲充满生动性，增加演讲的效果。例如当讲到正面、积极的内容时，我们应该让面部呈现出欢快的表情，给听众更多的信服感。

（5）演讲的礼仪：口腔科普演讲者的礼仪不但反映了演讲者的精神状态，也可直接影响科普演讲的效果，包括仪容仪表及台风的表现。

演讲者的着装应得体大方，体现出对听众的尊重。不必一定西装革履，但要尽量与演讲内容贴合。例如进行“智齿”相关科普演讲时，演讲者可以身着一件牙齿外形的卡通服装，便于我们的讲解，也增加了演讲的趣味性（图 3-2-3）。

在演讲的过程中，演讲者与听众之间应该保持眼神的交流，避免只盯着一个地方，要与所有听众进行眼神交流，以集中听众的注意力。

演讲时还应该多以微笑示人，增加自己的亲和力，拉近演讲者与听众间的距离，避免一些抓耳挠腮的小动作。

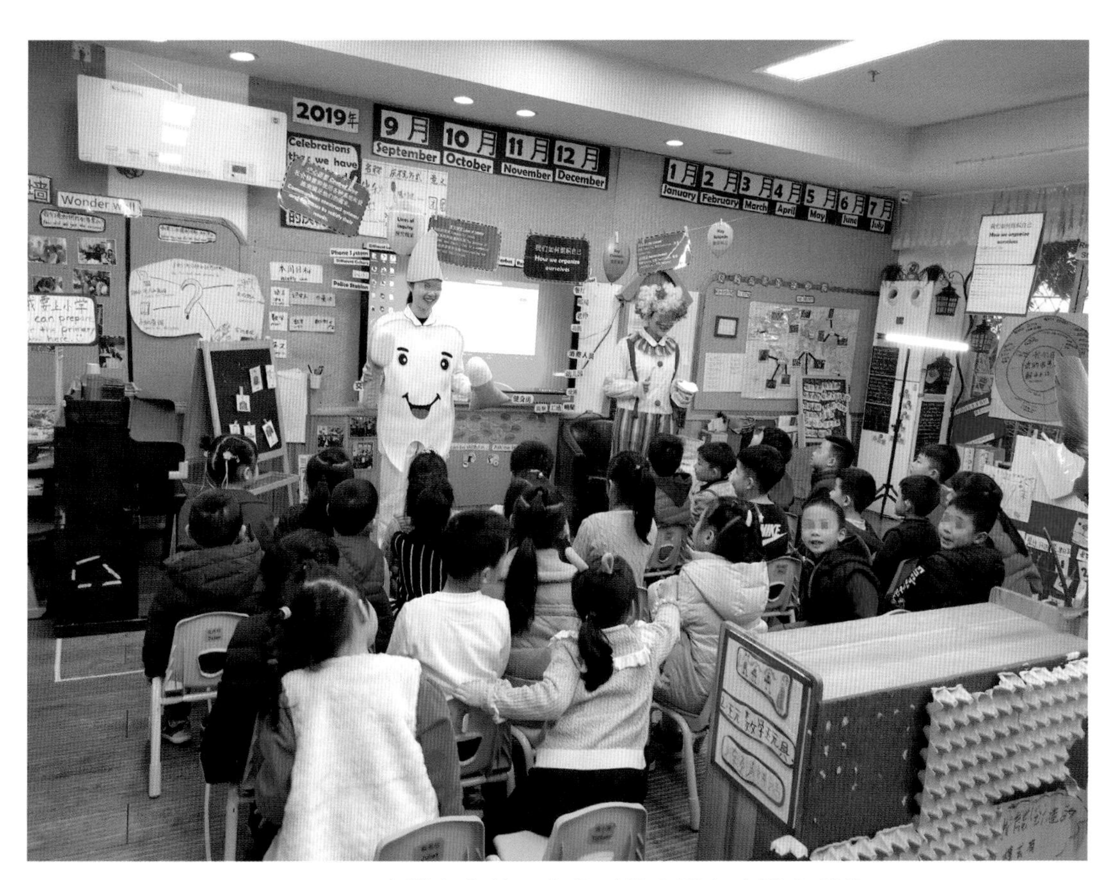

图 3-2-3　演讲者穿着牙齿外形的衣服向小朋友科普

（6）演讲的开头与结尾：好的开始就是成功的一半，一个引人入胜的演讲开头很大程度上决定这场演讲的整体效果。一般的开场白分为以下两大类：第一是提问式或者悬念式，可以先抛给听众一个生活中常见的小问题，一下子引起听众的注意，让听众带着问题或者悬念在听演讲的过程中寻找答案。听众在整场演讲过程保持高度的注意力，非常有利于口腔健康保健知识的传播。例如可以提问“有没有人平时刷牙出血啊？”，能够迅速吸引平时刷牙出血的人们的兴趣。第二则是举例式或者新闻式，可以开头讲述一个自身生活中的例子或者一个新闻报道，与听众产生共鸣，让听众很快进入演讲的氛围中。

口腔科普演讲的结束语是演讲走向成功的最后一步，一个优秀的结束语可以增强听众对演讲内容的记忆。常见的结束语有以下三类：第一是总结概括，在结尾对本场演讲内容进行总结概括，加强听众的记忆，增强科普演讲的效果。第二是鼓动号召，适用于行为导向的科普演讲，需要演讲者慷慨激昂，多为“让我们一起 ×××”等语句。最后是表演式，可以通过唱歌、舞蹈或者情景剧将演讲的关键信息再次呈现，让听众耳目一新，增强演讲的效果。

【实验内容】

1. 以 2~4 人为一组，从以下内容中任选其一，准备一段 5~10 分钟的科普演讲并制作相应的幻灯片。

（1）涂氟；

（2）窝沟封闭；

（3）预防性树脂充填；

（4）非创伤性修复治疗；

（5）刷牙方法与菌斑控制；

（6）妊娠期妇女的口腔保健；

（7）婴幼儿期的口腔保健；

（8）学龄儿童的口腔保健；

（9）老年人的口腔保健。

2. 从演讲内容是否科学严谨、语句是否通俗易懂、演讲是否引人注目及幻灯片图文搭配方面进行组间互评。

（蔡和　张睿）

参考文献

1. 冯希平 . 口腔预防医学 .7 版 . 北京：人民卫生出版社，2020.
2. 李佳颖 . 健康科普平面宣传资料的设计与使用 . 饮食保健，2019，006（041）：229-230.
3. 邸洋，王蕾，杜孟凯 . 医院健康科普短视频内容生态优化的实践研究 . 中国医院，2020，24（12）：79-80.
4. 裴萌琪，崔恒勇 ."娱"而不"愚"：泛娱乐时代下科普短视频的叙事范式研究 . 北京印刷学院学报，2020，28（10）：5-9.
5. 郭耕 . 科普演讲与讲解 . 北京市科学技术研究院，2015.
6. 周莹 . 论演讲的语言表达技巧 . 今古文创，2020（31）：53-54.

第四章　口腔健康调查与口腔流行病学调查报告

【目的和要求】

1. 熟悉口腔健康调查表与调查问卷设计的原则、步骤，及各类问题与答案的设计方法。

2. 掌握口腔健康调查的临床检查方法与标准一致性的检验方法。

3. 熟悉口腔健康调查的实施步骤。

4. 熟悉医学统计的常用指标与口腔健康调查资料的统计。

5. 掌握口腔健康调查资料的数据归纳与整理。

6. 掌握简要的口腔健康调查报告的撰写。

【实习内容】

1. 自己拟定问卷调查的题目、目的和内容，设计出调查表与调查问卷。

2. 学习口腔健康调查的临床检查标准和方法。

3. 学习标准一致性的检验方法。

4. 完成一次模拟现场的口腔流行病学健康调查与问卷调查。

5. 对模拟调查的资料进行数据归纳、整理、统计与分析，并进行口腔健康调查报告的撰写。

【实习用品】

纸，CPI 探针，口镜，镊子，检查表格，调查问卷，铅笔，橡皮擦和垫板。

【实习地点】

实验室与教室。

【方法和步骤】

1. 口腔健康调查表与调查问卷设计　带习老师举例讲解口腔健康调查表、调查问卷设计的原则和步骤，各类问题及答案的设计方法。

口腔健康调查表与调查问卷均分为一般项目和调查相关项目。

（1）第一部分：一般项目。包括被调查者的一般情况，如：姓名、性别、年龄、职业、民族、文化程度、出生地区、居住年限等信息。这些信息可反映疾病分布的差异，后期将这些项目与健康状况项目结合分析，有可能会发现某种口腔疾病的流行特征。

（2）第二部分

1）口腔健康调查表的第二部分为口腔健康状况：包括各种口腔疾病，最常用的如龋病、牙周病、牙体缺损及牙列缺失情况等，其他如氟牙症、口腔黏膜状况等。

本实验以第四次全国口腔流行病学调查表（15 岁组）为例（图 4-0-1），表格含有一般情况、牙冠情况、牙周情况等项目。下面就调查表中常用项目的填写进行相应说明。

表内设计所有小方格均是录入计算机后统计用，每个方格只需填一位数字。

一般情况表格里包含，ID 为受检唯一的登记号，由 11 位数字组成，记入 1~11 方格内。此编码由国家根据相应规则统一制订。民族也有此次流调全国统一编号，如汉族为 01，苗族为 06。检查者标号为 1、2、3，对应本次调查确定的调查者，编号确定后不能更改。其余按实际填写，如受教育年限一般初一对应 07，初二 08，初三 09。

表格内牙冠与牙周状况中牙位的记录，是按照 FDI 所用的 2 位数字标记法。口腔分为 4 个象限，其次序按顺时针方向：右上（1）—左上（2）—左下（3）—右下（4）。每颗牙用两位阿拉伯数字表示，第 1 位数字表示所在象限，第 2 位数字表示牙位。读法应注意，如右上中切牙就读为“1”“1”（yiyi），而不读为“11”（shiyi）。乳、恒牙的两位数标记法如下（表 4-0-1）：

在牙冠与牙周状况中，根据表格下方标准，填入上下颌牙齿情况，具体填写符号与相应标准见调查表内各项说明，但要注意区分恒牙与乳牙。

第四次全国口腔健康调查表（15岁）

ID号 □□□□□□□□□□□　　姓名＿＿＿＿

性别 □ 男=1 女=2　　民族 □□　　户口类型 □ 非农=1 农业=2

受教育年限 □□　　出生日期 □□□□ □□ □□

检查年份 □ 2015年=1 2016年=2　　检查日期 □□ □□　　检查者编号 □

牙状况

			55	54	53	52	51	61	62	63	64	65		
	17	16	15	14	13	12	11	21	22	23	24	25	26	27
牙冠	□	□	□	□	□	□	□	□	□	□	□	□	□	□
			85	84	83	82	81	71	72	73	74	75		
	47	46	45	44	43	42	41	31	32	33	34	35	36	37
牙冠	□	□	□	□	□	□	□	□	□	□	□	□	□	□

牙冠符号

乳牙	恒牙		乳牙	恒牙		乳牙	恒牙	
A	0	无龋	E	4	因龋缺失	X	8	未萌牙
B	1	冠龋	X	5	因其他原因失牙	T	T	外伤
C	2	已充填有龋	F	6	窝沟封闭	N	9	不作记录
D	3	已充填无龋	G	7	桥基牙,特殊冠或贴面			

牙周状况

			55	54	53	52	51	61	62	63	64	65		
	17	16	15	14	13	12	11	21	22	23	24	25	26	27
牙龈出血	□	□	□	□	□	□	□	□	□	□	□	□	□	□
牙石	□	□	□	□	□	□	□	□	□	□	□	□	□	□
牙周袋	□	□	□	□	□	□	□	□	□	□	□	□	□	□
附着丧失	□	□	□	□	□	□	□	□	□	□	□	□	□	□
			85	84	83	82	81	71	72	73	74	75		
	47	46	45	44	43	42	41	31	32	33	34	35	36	37
牙龈出血	□	□	□	□	□	□	□	□	□	□	□	□	□	□
牙石	□	□	□	□	□	□	□	□	□	□	□	□	□	□
牙周袋	□	□	□	□	□	□	□	□	□	□	□	□	□	□
附着丧失	□	□	□	□	□	□	□	□	□	□	□	□	□	□

牙龈出血

0	无	9	不作记录
1	有	X	缺失牙

牙石

0	探诊后没有牙石	9	不作记录
1	探诊后有牙石	X	缺失牙

图 4-0-1　第四次全国口腔流行病学调查表(15 岁组)(部分)

表 4-0-1 FDI 乳、恒牙两位数标记法

					1(5)			上颌			2(6)					
			55	54	53	52	51		61	62	63	64	65			
18	17	16	15	14	13	12	11		21	22	23	24	25	26	27	28
48	47	46	45	44	43	42	41		31	32	33	34	35	36	37	38
			85	84	83	82	81		71	72	73	74	75			
					4(8)			下颌			3(7)					

龋的诊断标准是:用 CPI 探针探到明显龋洞、牙釉质下破坏,或可探到软化洞底或壁部。对于牙釉质白斑、牙体缺损、着色的不平坦区、硬度正常的深窝沟以及氟牙症造成的牙釉质缺损,则均不诊断为龋。

牙周病流行病学,采用 WHO 推荐的改良 CPI,用以判断牙龈出血、牙石积聚和牙周袋深度。

2)口腔健康调查问卷第二部分一般还包括口腔卫生知、信、行方面的具体内容,如:个人口腔卫生、饮食习惯、刷牙时长、刷牙频率与牙刷、牙膏选择、口腔疾病预防意识与就医行为、经济状况等。问卷设计时需要注意问题的顺序,一般先简单、容易回答的在前,困难、敏感的问题在后。问题的排列要合乎逻辑、相互间有关联。正式调查以前,一般需进行预调查,根据预调查的情况发现问卷中的问题并进行分析、补充、修改、完善。

本实验表格以第四次全国口腔健康调查问卷为模板进行修改设计,进行相应的解释说明(表 4-0-2)。设计问题时必须注意:①语言应简明,句子简短;②文字表达准确;每个问题只问一件事,不能出现双重或多重的含义;③用肯定的方式提问,若问题有假定性,须加一个筛选问题使调查对象能够准确回答。口腔医学研究中多以封闭型问题为主。即设计者预先写出问题的答案选项,调查对象从提供的选项中选择,不能作这些选项之外的回答。主要形式有:①填空式问题,在问题后面画一横线,让调查对象填写,但一般仅需填入简单的回答。例如题 17。②两种答案二项式问句,回答"是"或"不是"。例如题 1。③将同一类型的若干问题集中在一起的矩阵式问句,既可以节省问卷的篇幅,也能够节省调查对象阅读和填写的时间,例如题 15。答案设计不仅关系到调查对象能否顺利回答,还关系到调查所得资料价值的大小。④答案的设计应具有互斥性和穷尽性,指的是答案既包括了所有可能的情况,同时答案之间不能重叠,例如题 2。⑤答案与问题内容应协调一致,同一个问题的答案需按统一标准来设计,不能让调查对象选择答案时感到无所适从,例如题 3。⑥程度式答案应按一定顺序排列,如

“同意”“不同意”“无所谓”“不知道”,例如题16。⑦注意等级答案的明确性,尽量不用“经常”“有时”“偶尔”“从不”。因为不同调查对象的参考框架不一样,每个人的频数就会不一样。因此,应尽量采用具体数字或范围的答案,例如题6。

除了常规的纸质问卷外,调查问卷可以采用在线问卷等APP进行设计,然后推送给相应受检者,这样可以节省大量后期资料录入的时间,而且可以有效地减少试题的漏答。

表 4-0-2　口腔健康调查问卷模板

学校:______ 年级:______ 班级:______ 被调查者姓名:______

调查日期:20□□年□□月□□日　调查员编号:□

1. 你刷牙吗?(只选一个答案)
　1)□刷牙　2)□偶尔刷或从不刷(选2者不回答第2~4题,直接回答第5题)
2. 你每天刷几次牙?(只选一个答案)
　1)□每天刷2次及以上　2)□每天刷1次　3)□不是每天刷
3. 你刷牙时用牙膏吗?(选一个答案)
　1)□是　2)□否　3)□不知道(选2或3者不回答第4题,直接回答第5题)
4. 你刷牙时用含氟牙膏吗?(选一个答案)
　1)□是　2)□否　3)□不知道
5. 你使用牙线吗?(选一个答案)
　1)□不用　2)□偶尔用　3)□每周用　4)□每天用
6. 你平时进食以下食品或饮料的情况如何?(每小题选一个答案)

	6 每天 ≥2次	5 每天 1次	4 每周 2~6次	3 每周 1次	2 每月 1~3次	1 很少/ 从不
1)甜点心(饼干、蛋糕、面包)及糖果(巧克力、含糖口香糖)	□	□	□	□	□	□
2)甜饮料(糖水、可乐等碳酸饮料,橙汁、苹果汁等果汁、柠檬水等非鲜榨果汁)	□	□	□	□	□	□
3)加糖的牛奶、酸奶、奶粉、茶、豆浆、咖啡	□	□	□	□	□	□

7. 您对自己的全身健康状况评价如何?(只选一个答案)
　1)□很好　2)□较好　3)□一般
　4)□较差　5)□很差

续表

8. 你对自己的牙齿和口腔状况评价如何？（只选一个答案）
   1）□很好　　2）□较好　　3）□一般
   4）□较差　　5）□很差
9. 你的牙齿碰伤或摔伤过吗？（只选一个答案）
   1）□伤过　2）□没伤过　3）□记不清（选2或3项者不回答第10题）
10. 你的牙齿是在什么地方受的伤？
   1）□在校园内　2）□在校园外
11. 在过去的12个月里，你是否有过牙疼？（只选一个答案）
   1）□经常有　2）□偶尔有　3）□从来没有　4）□记不清
12. 你看过牙吗？（只选一个答案）
   1）□看过　2）□从来没看过（选2者不回答第13、14题）
13. 你最近一次看牙距现在多长时间？（只选一个答案）
   1）□6个月以内　2）□6个月至12个月
   3）□12个月以上
14. 你最近一次看牙的主要原因是什么？（只选一个答案）
   1）□咨询检查　2）□预防　3）□治疗　4）□不知道
15. 你认为下面的说法是否正确？（每小题选一个答案）

	1 正确	2 不正确	8 不知道
1）刷牙时牙龈出血是正常的	□	□	□
2）细菌可以引起牙龈发炎	□	□	□
3）刷牙对预防牙龈发炎没有用	□	□	□
4）细菌可以引起龋齿	□	□	□
5）吃糖可以导致龋齿	□	□	□
6）氟化物对保护牙齿没有用	□	□	□
7）窝沟封闭可保护牙齿	□	□	□
8）口腔疾病可能会影响全身健康	□	□	□

16. 你对以下说法的看法如何？（每小题选一个答案）

	1 同意	2 不同意	8 无所谓	9 不知道
1）口腔健康对自己的生活很重要	□	□	□	□
2）定期口腔检查是十分必要的	□	□	□	□
3）牙齿的好坏是天生的，与自己的保护关系不大	□	□	□	□
4）预防牙病首先靠自己	□	□	□	□

17. 上学期，你在学校上过几次有口腔保健内容的课？______次（请填写一个整数，不知道或拒绝回答的填写“N”）

十分感谢您的合作！

2. 样本量的选择及人员的培训

（1）口腔流行病学调查一般采用抽样调查的方式进行，样本量的大小会显著影响调查效果，样本量太大则造成人力物力财力的浪费，样本量小则抽样误差大。因此我们在做调查前就需要对样本量进行计算。常用的现场调查样本含量估计使用以下公式：

$$N=\frac{t^2PQ}{d^2}$$

N为受检人数及预估样本量，t=1.96，d为允许误差，多设定为0.1P，P为某疾病的预期患病率，该值可通过查阅以往的文献，或者通过预调查获得，Q=1–P。

例如：为了解我省某市12岁学生患龋情况，准备开展一次口腔健康调查，通过查阅既往资料，已知我省城市12岁学生恒牙患龋率为42.27%，要求抽样误差为10%，需要调查的人数为：

$$N=1.96^2\times0.4227\times(1-0.4227)/(0.4227\times0.1)^2=525$$

（2）调查人员的选择与培训，及标准一致性检验

1）检查者的选择：对于口腔流行病学调查，一般根据调查研究的严格程度，选择相应的检查者，一般要求应具有一定业务水平，能熟练掌握检查项目，如龋病、牙周病的诊断标准，有的调查要求可能更加严格，如第四次全国口腔流行病学调查要求：口腔专业本科毕业，具有口腔执业医师资格，且从事口腔临床工作3年以上；记录员和问卷调查员可由具有一定口腔临床工作经验的口腔医师或护士或者口腔专业学生担任。

2）在完成检查者、记录者和问卷调查员的选择后，一般需对其进行培训。对于检查者，在进行现场调查进行前，需接受理论和临床检查培训（图4-0-2）。理论培训阶段，要求其熟悉和正确使用调查表，准确掌握各项临床检查方法和标准，并且掌握调查方案、方法和检查技术。临床检查培训时，每名检查者先连续对一组含10个不同程度龋病状况和牙周袋深度的调查对象进行检查，对检查结果进行讨论，对检查标准进行校准，加以统一。

上述培训过程完成之后，检查者需进行标准一致性检验，具体方法为：每名检查者与参考检查者一起检查10~15个调查对象的样本，评定其临床检查的一致性，包括检查者与参考检查者之间的一致性和检查者之间的一致性。分别计算检查者与参考检查者之间龋病状况和牙周袋深度检查结果的Kappa值（计算方法见表4-0-4，表4-0-5）。一般来说龋病状况的Kappa值要求达到0.8，牙周袋深度的Kappa值达到0.6以上（表4-0-3）。

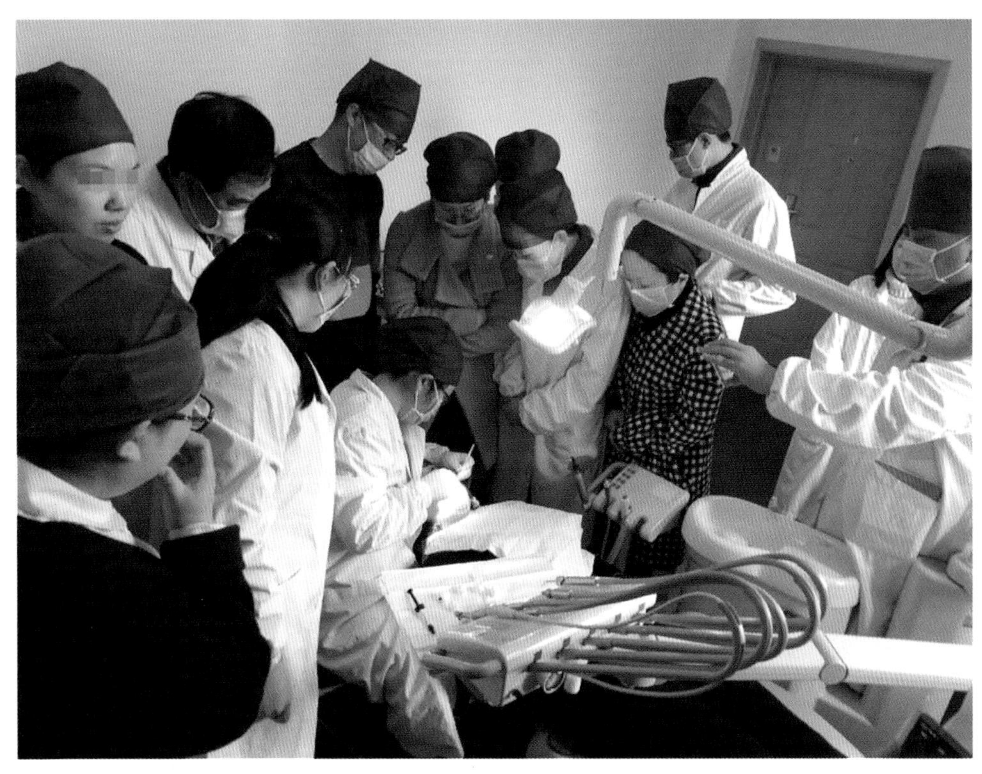

图 4-0-2　检查者培训

表 4-0-3　Kappa 值的大小与可靠度的关系

Kappa 值	可靠度
0.40 以下	可靠度不合格
0.41~0.60	可靠度中等
0.61~0.80	可靠度好
0.81~1.0	完全可靠

表 4-0-4　龋病 Kappa 值计算表

		参考检查者(带教老师)		合计
		有龋	无龋	
检查者 A	有龋	a	b	p_1
	无龋	c	d	q_1
	合计	p_2	q_2	

K(Kappa)值计算公式:$K=2(ad-bc)/(p_1q_2+p_2q_1)$

a,d 为检查者 A 与参考者(带教老师)检查结果一致的牙数

b,c 为检查者 A 与参考者(带教老师)检查结果不一致的牙数

p_1,p_2,q_1,q_2 为各项的合计

表 4-0-5　牙周袋深度的 Kappa 值计算表

检查者 2	检查者 1(带教老师)			
	0	1	2	合计
0	a	d	g	$\zeta(a+d+g)$
1	b	e	h	$\eta(b+e+h)$
2	c	f	i	$\lambda(c+f+i)$
合计	$\alpha(a+b+c)$	$\beta(d+e+f)$	$\gamma(g+h+i)$	$\xi(a+b+c+d+e+f+g+h+i)$

a= 两名检查者同意为 0 的牙数
b= 检查者 1 认为 0 而检查者 2 认为 1 的牙数
c= 检查者 1 认为 0 而检查者 2 认为 2 的牙数
d= 检查者 1 认为 1 而检查者 2 认为 0 的牙数
e= 两名检查者同意为 1 的牙数
f= 检查者 1 认为 1 而检查者 2 认为 2 的牙数
g= 检查者 1 认为 2 而检查者 2 认为 0 的牙数
h= 检查者 1 认为 2 而检查者 2 认为 1 的牙数
i= 两名检查者同意为 2 的牙数

$$k=\frac{Po-Pe}{1-Pe}$$

Po——观察一致的比例,即($a+e+i$);

Pe——随检查机遇可望一致的比例。

$$p_e=\frac{\alpha\times\zeta+\beta\times\eta+\gamma\times\lambda}{\xi^2}$$

3)记录人员和问卷人员的培训:记录人员和问卷人员也同样需要进行培训,只不过培训内容相对调查人员简单。对于记录人员,培训内容主要为熟悉调查表格内容,同时掌握记录符号对应的含义,注意检查的牙位和顺序,以免将检查结果填错位置,必要时主动报出牙位,与检查者核实。

问卷调查员培训的内容有:明确调查的目的和意义,了解调查的设计原则和方法,统一调查指标及填写要求,规范询问的程序和方法,明确现场调查工作纪律。培训结束后,应对培训效果进行考查,问卷调查员技术的一致性达到 95% 以上。

3. 流行病学调查的模拟

(1)由带教老师以示教的方式进行口腔健康检查和调查表格的填写,注意老师的操作程序和检查员与记录员的配合。

(2)同学分组进行模拟练习(主动报名筛选约 10~12 人担任调查组人员,分别担任登记人员、问卷调查者、检查者、记录人员、检查表和问卷回收人员以及现场协调人员),其余同学模拟被检查者。检查项目为龋病(恒牙 DMF 和乳牙

dmf)、牙周疾病(牙周袋深度与改良 CPI)。

1)龋病的检查与诊断标准:检查口腔的 4 个象限,一般按右上—左上—左下—右下。探诊时需要注意牙体色、形、质的变化,需用 CPI 探针探到明显的龋洞、牙釉质的潜行破坏,或探到软化的洞底或洞壁才诊断为龋。对于牙釉质上的白色斑纹、着色的不平坦区、探针可插入的着色窝沟及中、重度氟斑牙造成的牙釉质上硬的凹陷,均不诊断为龋(可疑龋诊断为无龋)。每颗牙的所有面(前牙 4 个面,后牙 5 个面)都要检查到,混合牙列要注意恒牙和乳牙的区别,尤其是记录时候符号不同。

2)牙周检查:按照改良 CPI 要求的 6 个区段进行,一般顺序为右上颌后牙—上颌前牙—左上颌后牙—左下颌后牙—下颌前牙—右下颌后牙。探诊:CPI 的探诊时探查有无牙周袋并决定其深度和牙结石及牙龈出血情况。探诊力量适中(20g 以下)。探诊时将 CPI 探针插入到龈沟底或袋底沿沟底作上下提拉,从颊侧远中至近中,然后舌(腭)侧远中再到近中,一个区段指数牙检查完成后观察该区段的出血情况,一般情况下,出血发生在检查完后的 10~30 秒。每个区段以该区段检查结果的最重分计分。在牙齿萌出过程中因牙龈增生出现的假性牙周袋均计为牙周袋深度。

(3)将教室进行分区布置,包括登记区(一般在登记区张贴调查流程图)、问卷区、检查区以及检查表与问卷回收区。各分区间应单向循环,且尽量做到相互间不干扰,如图 4-0-3。

第四次全国口腔健康流行病学调查
现场流程
请服从引导员安排
等待
登记
问卷调查
口腔检查
问卷、表格
回收、核查
凭反馈单领取礼品
离开
登记区
第四次全国口腔健康流行病学
抽样调查简介
A

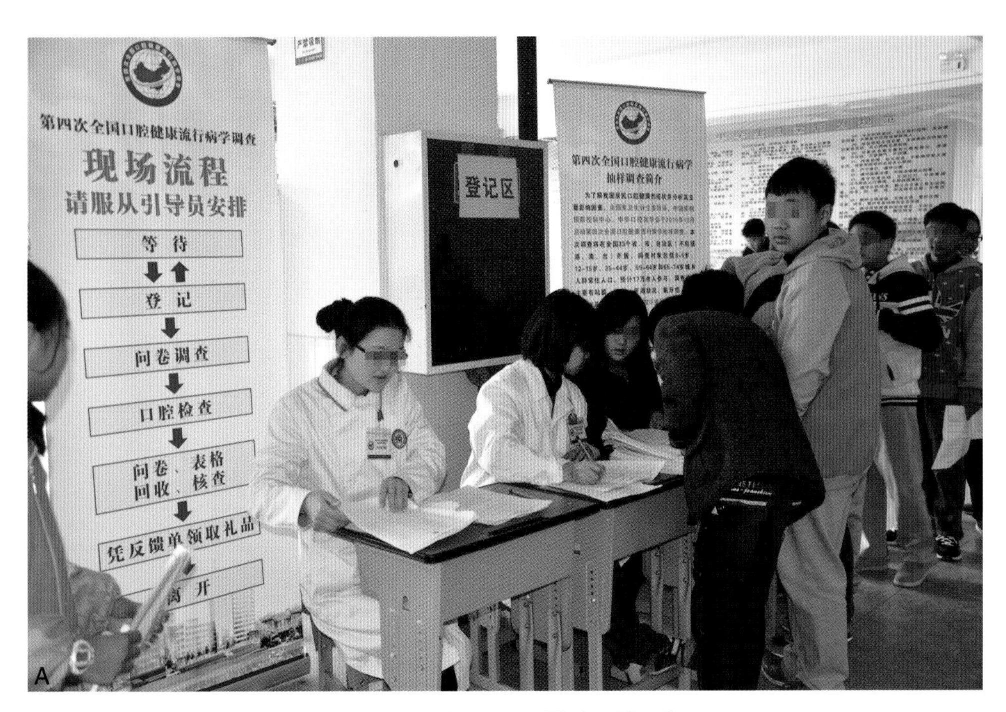

图 4-0-3　流调现场的布置与分区

A. 现场登记与流程

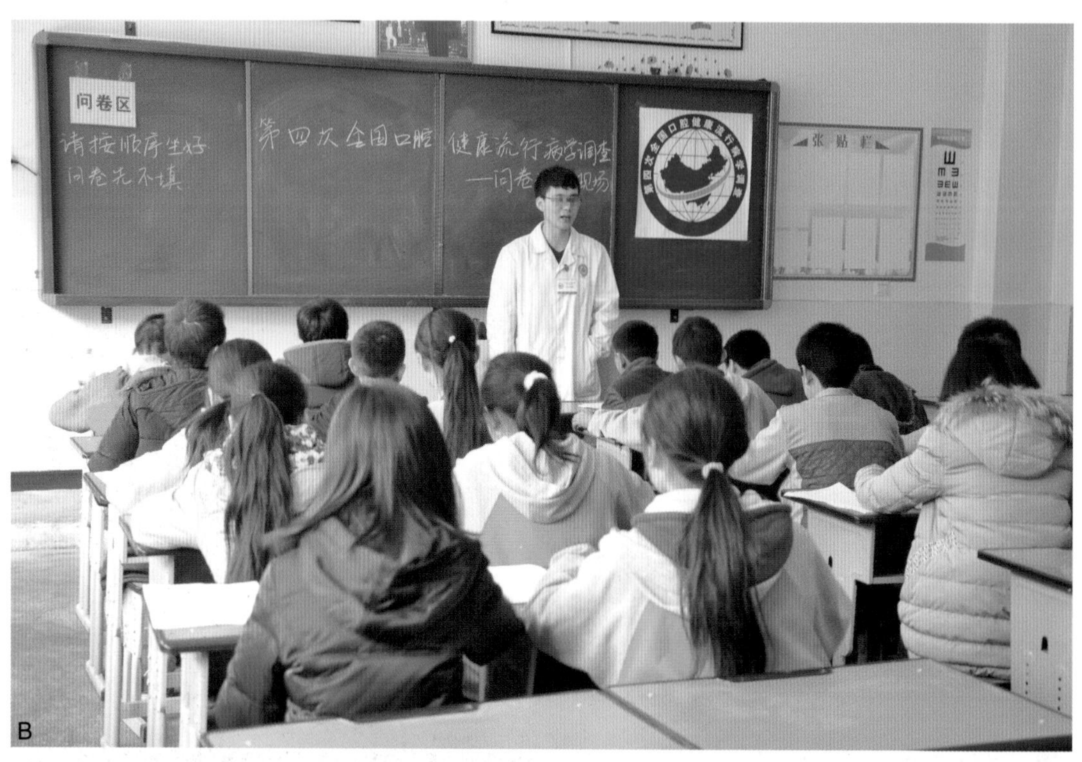

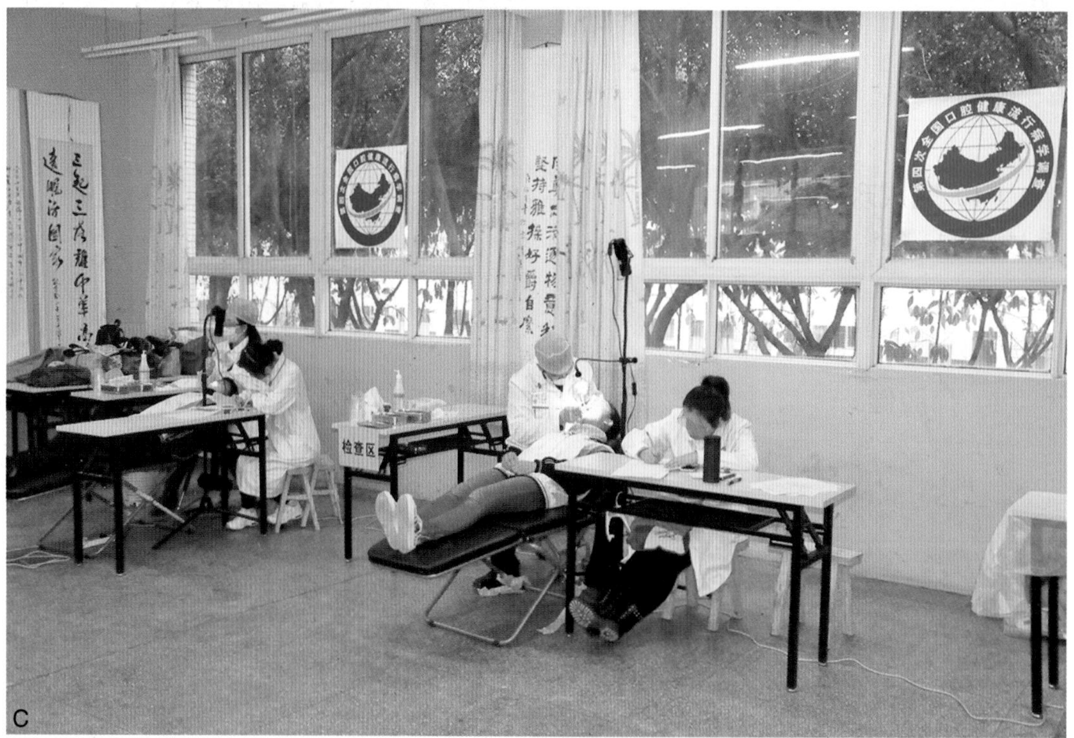

图 4-0-3（续）

B. 问卷调查（自填式问卷调查）　C. 现场检查与记录

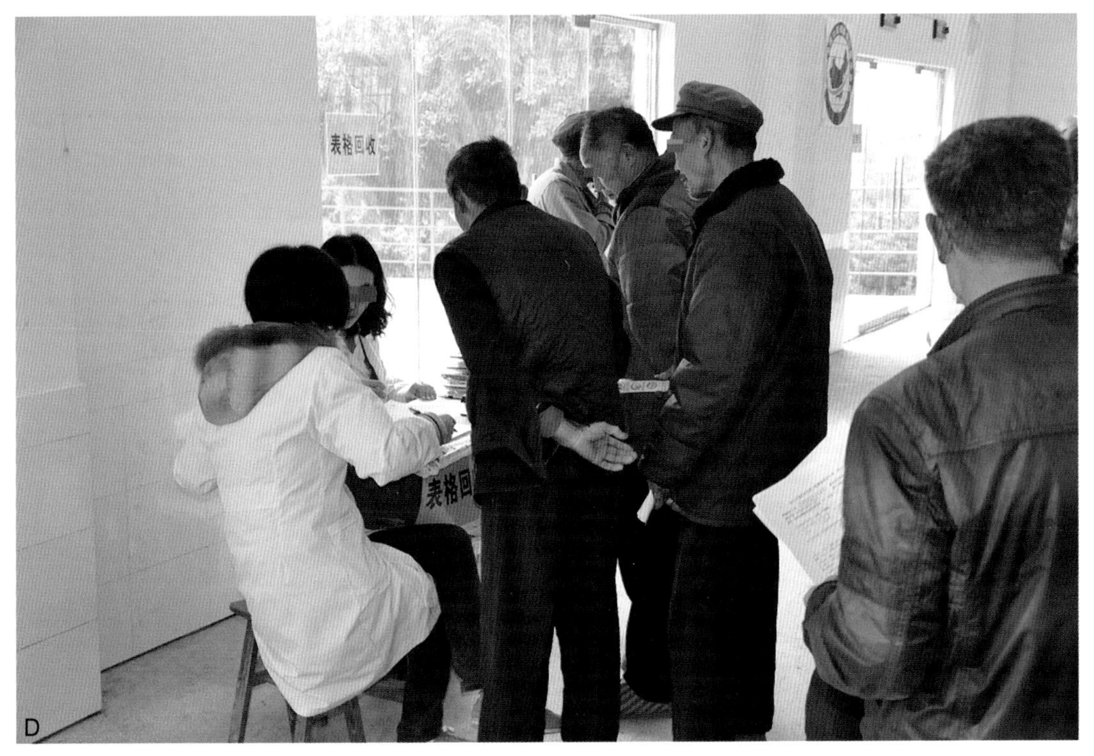

图 4-0-3(续)

D. 表格核查与回收(核对检查表问卷上每个项目是否填写完全,记录符号是否准确)

(4)完成现场布置后,按照分组各司其职,进行调查模拟,问卷采用集中的自填式问卷进行调查,开始填写前讲解注意事项。问卷回收时注意有无漏填、错填等情况,发现遗漏、错填,应及时补充或更正,避免废卷,便于下一步的统计分析。

4. 口腔健康调查资料的整理与口腔健康调查报告的撰写

(1)口腔健康调查资料的整理和数据分析。

1)同学分组对上次检查后的调查资料进行统计,计算:患龋率、龋均、龋面均和龋失补构成比。

2)改良 CPI:牙龈出血、牙结石和牙周袋的检出平均区段数。

(2)根据模拟检查的结果进行口腔健康调查报告的撰写。

调查报告是整个调查工作的总结,是调查工作的重要环节,它可以全面概括调查工作的过程,充分反映调查的结果以及其价值,体现调查者的科学态度。调查报告也通过交流促进口腔健康工作的发展。写调查报告时,应根据所需的要求，确定报告的详细程度，如在杂志上发表，就要求简洁精练。

调查报告应由以下几部分组成：

1）报告题目：要求简洁明了、概括全篇，而且要准确、鲜明、生动，富有吸引力。才能使读者产生兴趣，给人以深刻的印象。

2）摘要：多数杂志要求摘要包括目的、方法、结果以及结论这几部分，字数一般250~300字。因此摘要必须简短并且高度概括调查的主要内容，正确明了地反映报告重点和意义。摘要虽位于开头部分，但一般最后撰写。

3）调查背景或前言：前言是论文的开始，内容基本是研究计划中背景部分的浓缩，说明选题的依据，研究工作的意义和价值。

4）调查目的：简洁明了地以文字说明调查目的。

5）材料和方法：包括调查地区的基本情况、抽样方法、调查方法、检查标准和所用的器械，调查工作的过程等，通常包括：①所调查地区和人群：简要地介绍已进行调查的地理区域和人口。②样本量和抽样方法：描述研究人群，样本量计算，所采用的具体抽样方法，总体样本和分组样本的大小。③所收集资料的性质和运用的方法：描述所收集资料的种类及收集资料的方法，如访谈、电话调查或临床检查。④调查现场安排：说明所使用的设备，负责资料收集、处理等工作人员的组织、培训和经验等。⑤统计分析和计算程序：简略介绍用于将原始资料进行整理和分析的统计学方法。⑥结果的信度：通过调查前和调查期间的标准一致性试验，得到反映检查者之间和检查者本身检查结果误差的数据。

6）结果：报告的最主要部分。将调查资料经过初步整理分析后，得到的概括性的有典型意义的材料，应配合表格、图片等形象手段表达出来。图表应标注清楚，便于读者理解。

7）讨论：对结果做一定广度和深度的探讨，可包括以下内容：本结果与国内外类似结果的比较；讨论与预期结果相一致或不一致的现象，提出作者的看法或给予解释；关于方法学的探究；从本研究引出的待解决或待深化的问题，对今后研究的启示与设想。

8）结论：对前几部分中主要内容的归纳，要求文字简洁，言简意赅且观点明确。

9）参考文献：按照标准的题录格式，或者发表杂志要求格式，罗列出相关参考文献。

【实验报告与评定】

实验完成后，上交撰写的口腔健康调查报告，评定学生对数据归纳整理，以及健康报告撰写的掌握程度。

（杨英明　杨　津）

参考文献

1. YIN W, YANG Y M, CHEN H, et al. Oral health status in Sichuan Province: findings from the oral health survey of Sichuan, 2015-2016. International Journal of Oral Science, 2017, 9(1): 10-15.
2. 柳键，荣文笙 . 口腔健康调查基本方法 . 5 版 . 北京：人民卫生出版社，2017.
3. 杨是 . 用 Kappa 值衡量龋病检查结果的可靠度 . 临床口腔医学杂志，1990，6(1)：9-11.
4. 中华人民共和国卫生与计划委员会 . 第四次全国口腔健康流行病学调查，2015.
5. ZHANG R, CHENG L, ZHANG T, et al. Brick tea consumption is a risk factor for dental caries and dental fluorosis among 12-year-old Tibetan children in Ganzi. Environmental Geochemistry and Health, 2019, 41(3): 1405-1417.
6. 冯希平 . 口腔预防医学 . 7 版 . 北京：人民卫生出版社，2020.
7. QIN Y D, ZHANG R, YUAN B, et al. Structural equation modelling for associated factors with dental caries among 3-5-year-old children: a cross-sectional study. BMC oral health, 2019, 19(1): 102.
8. WANG L, CHENG L, YUAN B, et al. Association between socio-economic status and dental caries in elderly people in Sichuan Province, China: a cross-sectional study. BMJ Open, 2017, 7(9): e016557.

第五章 龋病常用防治技术

第一节 局部用氟

【目的和要求】

1. 掌握局部用氟的方法、分类以及适应证;掌握常规诊室局部用氟的要点及注意事项。

2. 熟悉常规诊室局部用氟的临床操作过程。

【实验内容】

1. 讲解常见局部用氟的方法、分类,相应的优缺点及适用情况。

2. 示教氟保护漆和氟化泡沫的使用并详细讲解操作步骤和注意事项。

3. 理解诊室局部用氟的适应证,熟悉并掌握临床操作步骤、要点。

【实验用品】

氟保护漆、含氟凝胶或氟化泡沫、托盘、棉球、小刷子、一次性口腔检查盘、三用枪等。

【方法和步骤】

1. 局部用氟 局部用氟是采用不同方法将氟化物直接用于牙的表面,目的是增强牙齿表面的矿化程度或促进再矿化,以提高牙齿的抗龋力,通过局部作用预防龋病。

2. 局部用氟的分类

(1)在诊室进行的局部用氟:主要包括氟保护漆、氟化泡沫、含氟凝胶等的应用,其特点是:氟浓度较高,使用频率较低,有一定的适用人群。

(2)在家庭进行的局部用氟:主要包括含氟牙膏、含氟漱口水等的应用,其特点是:氟浓度较低,使用频率较高,比较安全。

3. 目前,已经有三种不同的氟化物系统经过了充分的评估,并获准在美国上市使用。这三个系统分别是2%氟化钠(NaF)含有9 000mg/kg氟化物,8%氟化亚锡(SnF_2)含有19 400mg/kg氟化物,酸化磷酸盐(APF)系统含有1.23%氟化物或12 300mg/kg氟化物。

(1)氟化钠:这种材料有粉末、凝胶、泡沫、液体和清漆。推荐使用浓度为2%(9 000mg/kg氟化物)的化合物,用10mL蒸馏水溶解0.2g粉末即可制备。配制的溶液或凝胶呈碱性,可以储存在塑料容器中。特别是当有复合材料和瓷修复体时,碱性使该产品更受欢迎,因为这些修复体可以被酸性溶液腐蚀。市场上可以直接购买2%的氟化钠溶液和凝胶。但是这种化合物缺乏对于口感的考虑,它们通常只含有少量调味剂或甜味剂。

(2)氟化亚锡:这种化合物以粉末形式提供,可以是容器或胶囊包装。推荐使用的浓度为8%,该浓度是将0.8g粉末溶解在10mL蒸馏水中得到的。氟化亚锡溶液的pH为2.4~2.8,酸性很强。氟化亚锡的水溶液不稳定,因为生成了氢氧化亚锡,随后生成了氧化锡,凝结为白色沉淀。因此,这种化合物的溶液必须在使用前立即配制。氟化亚锡溶液有苦味和金属味,可以通过用甘油和山梨糖醇,并与各种兼容的加味剂配制而成一个稳定的、口味良好的氟化亚锡溶液,从而省去了从粉末中制备该溶液的需要,并且可以提高患者的接受度。

(3)酸化磷酸盐系统:该处理系统可以是溶液、泡沫或凝胶,都是稳定的,可以随时使用,都含有1.23%的氟化物,一般用2.0%氟化钠和0.34%氢氟酸配制。磷酸盐通常以浓度为0.98%的正磷酸的形式提供。常见的APF系统的pH应该在3.5左右。凝胶制剂的特点是成分变化较大,特别是磷酸盐的来源和浓度。此外,凝胶制剂一般含有增稠剂(黏合剂)、调味剂和着色剂。另一种形式的酸化磷酸盐,即触变性凝胶,目前也在使用。触变一词是指溶液处于类似凝胶的状态,但不是真正的凝胶。在压力作用下,触变凝胶表现为溶液;有学者认为,这些制剂比传统的凝胶剂更容易进入邻间隙。触变性凝胶中的活性氟化物体系与传统的酸化磷酸盐溶液相同。

4. 氟保护漆的使用

临床操作流程

(1)准备工作

1)向老师、孩子及家长讲解需要做的工作。

2)工作环境的布置。

3）器械材料的准备(图 5-1-1)。

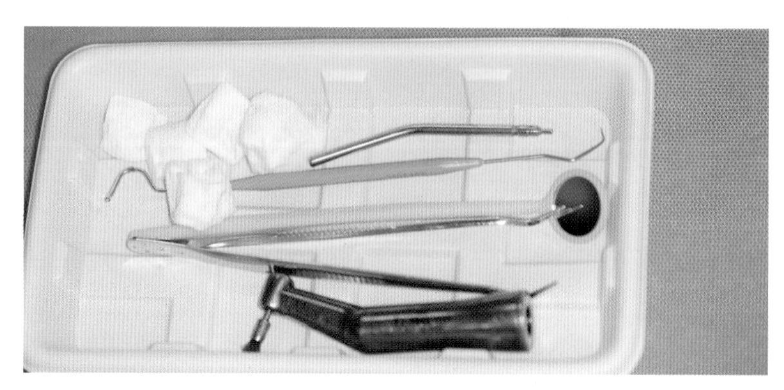

图 5-1-1 材料准备

4）医生的准备:着工作服,洗手,戴手套。

（2）清洁牙面:可根据患者的口腔状况和产品具体要求而定,干净的牙面更有利于含氟涂料的附着,可让患者自行刷牙或者使用慢速手机、毛刷清洁牙面(图 5-1-2)。

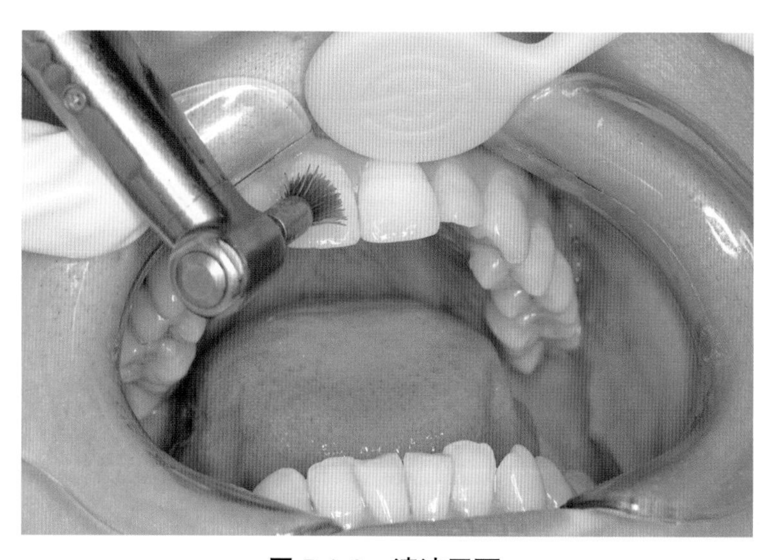

图 5-1-2 清洁牙面

（3）干燥：采用三用枪吹气或使用棉卷去除唾液，干燥牙面（图 5-1-3）。

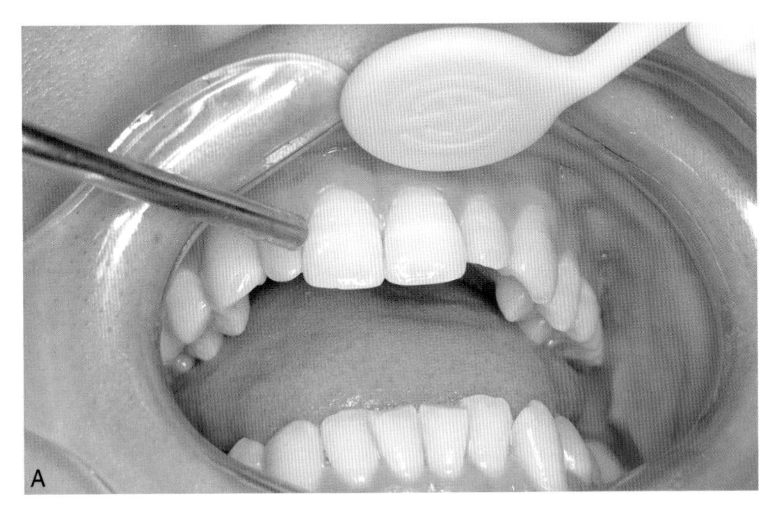

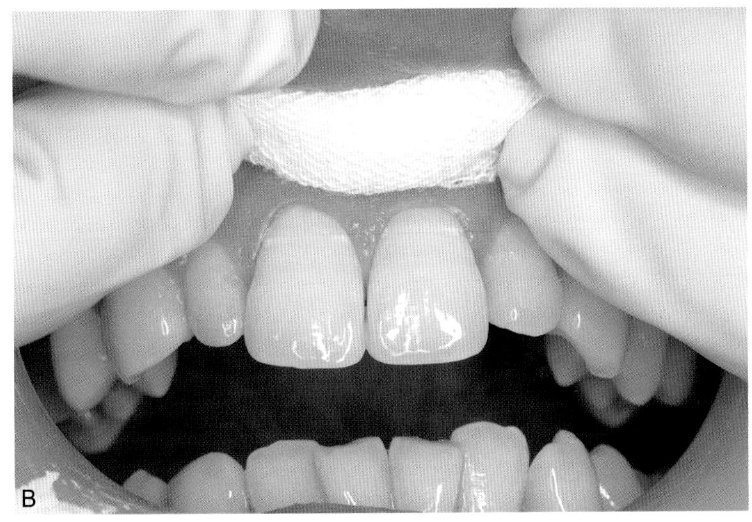

图 5-1-3 牙面干燥

A. 三用枪干燥 B. 棉卷隔湿

（4）涂布氟保护漆：打开产品包装并挤出氟保护漆，混匀，用小毛刷蘸取氟保护漆，在牙列的颊面和咬合面缓慢滑过，涂布薄薄一层（图 5-1-4），同时涂布腭侧、邻面，涂布完成后让患者闭口，舌头轻舔氟保护漆涂布过的牙面。

（5）检查：观察氟化物固化情况。

（6）医嘱：涂布氟保护漆后半小时不喝水，4 小时内不要食用坚硬、黏性或含酒精的食物或饮料，也不要漱口、刷牙和使用牙线。

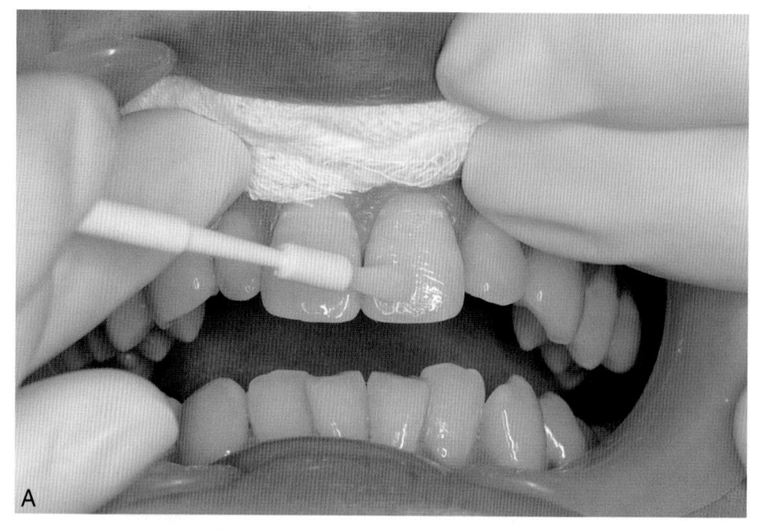

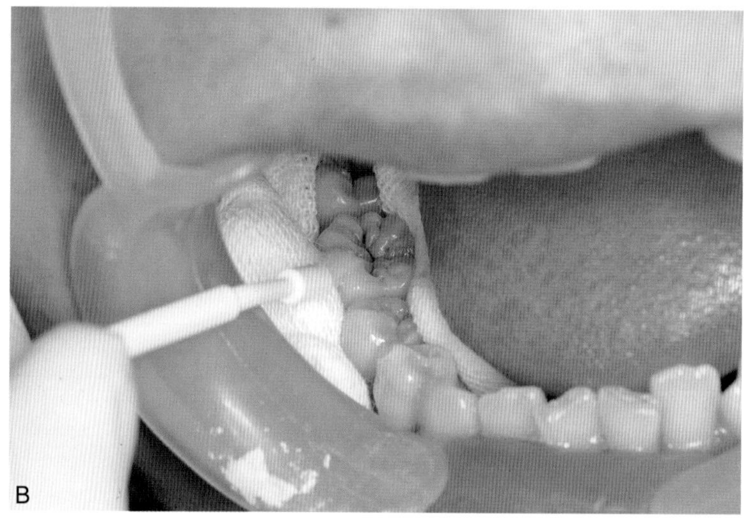

图 5-1-4　氟保护漆的涂布

A. 涂布颊面　B. 涂布咬合面

5. 氟化泡沫的使用

（1）准备工作

1）操作前向儿童简单介绍操作目的和过程，消除儿童的恐惧心理。

2）准备氟化泡沫、牙托、一次性口杯、餐巾纸，并分发下去。

3）根据年龄大小选择合适的牙托：托盘要覆盖全部牙齿，要有足够深度到达牙颈部黏膜（图 5-1-5）。

4）术者准备：着工作服，洗手，戴手套。

5）患者准备：身体直立，避免后仰，防止泡沫流入咽部，引起氟误吞。

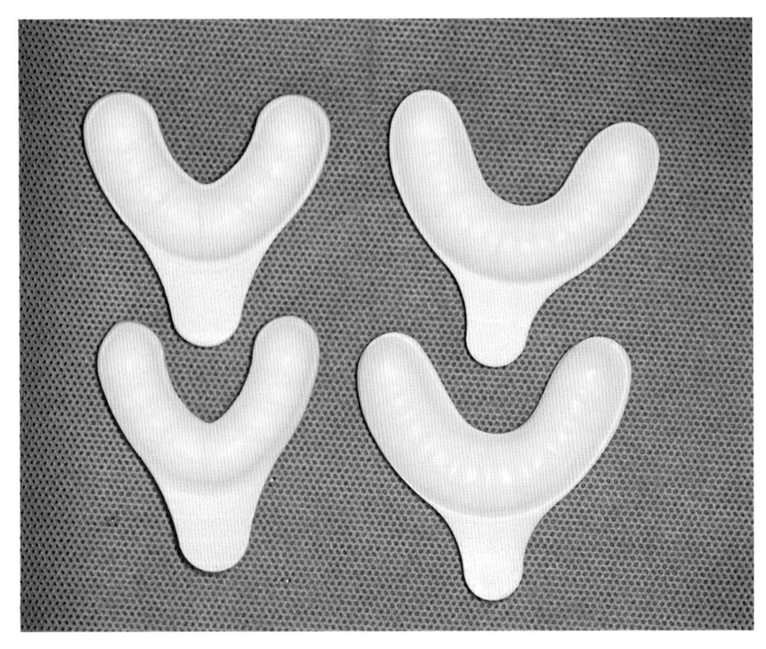

图 5-1-5　不同大小的牙托

（2）将氟化泡沫置于牙托中

1）打开瓶盖，在填充每一个牙托之前，轻微摇动瓶身，这样能使氟化泡沫更好地释放，得到充分的利用。

2）将瓶口垂直朝下，轻压挤出泡沫，置于牙托内，一般将氟化泡沫置于牙托边缘下 2mm（图 5-1-6）。

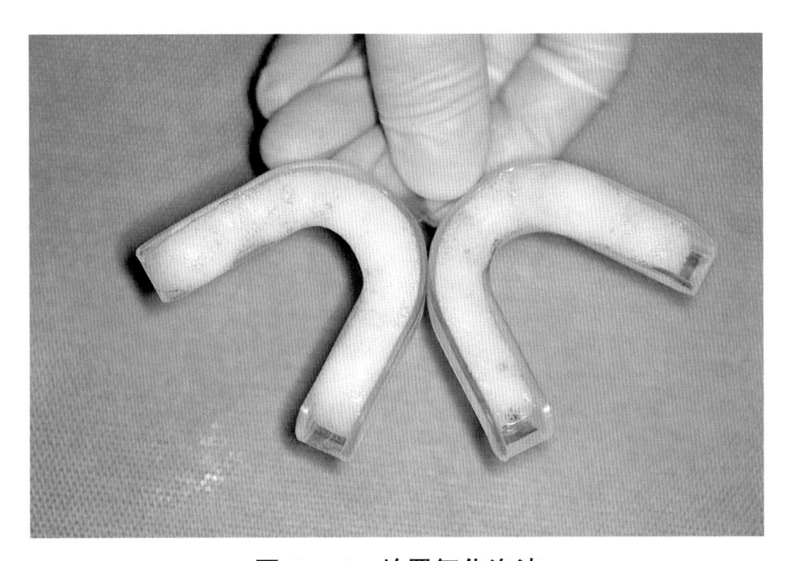

图 5-1-6　放置氟化泡沫

（3）戴入牙托

1）让儿童张开嘴，旋转式地将置有氟化泡沫的牙托放入口腔内，先放下颌，再放上颌（图 5-1-7A）。

2）轻轻咬住 4 分钟，让儿童身体前倾，低下头，用口杯接住流出的唾液，避免吞咽动作（图 5-1-7B）。

3）4 分钟后，吐出牙托，并将口内的氟化泡沫彻底吐净于口杯中，再用纸巾擦干净，最后扔进垃圾袋内。

（4）术后医嘱：为保证使用效果，嘱咐患者 30 分钟内不进食、不喝水、不漱口。

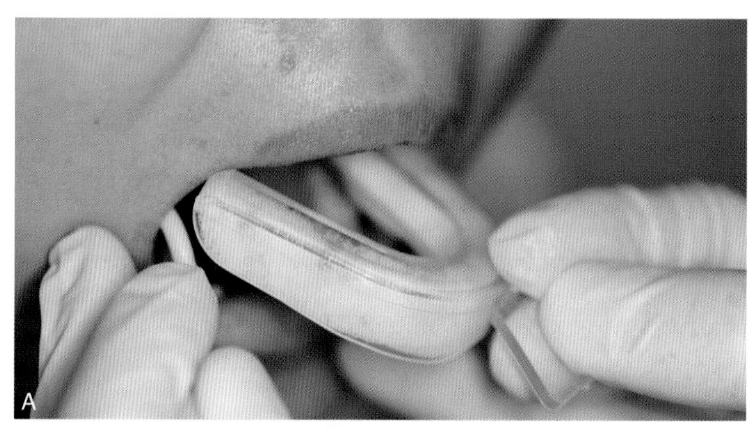

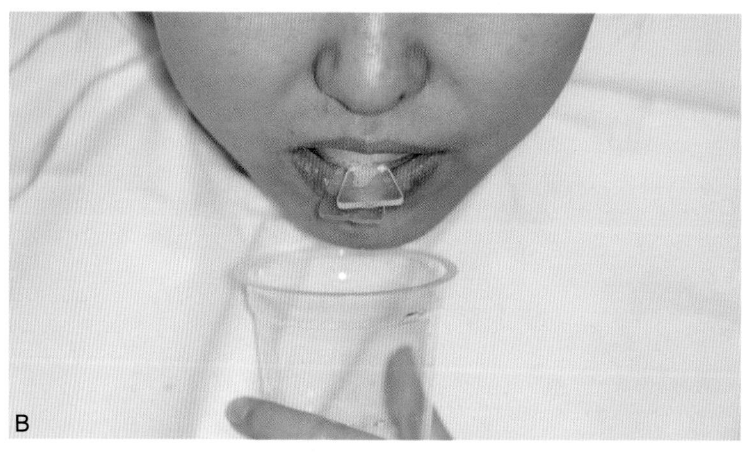

图 5-1-7　牙托的放入与保持

A. 将牙托旋转放入口内　B. 保持身体前倾，避免误吞

【注意事项】

1. 溃疡性龈炎或对局部用氟制剂任何成分有既往过敏史的个体。

2. 在使用氟化泡沫的过程中，让患者保持头低位，防止氟化物误吞。

3. 综合以往对牙齿使用氟化物的各种措施来看，没有一种氟化物疗法能完全预防蛀牙，因此多重氟化物综合治疗逐渐兴起。目前，除使用经批准的含氟牙膏进行自我护理外，还包括在牙科诊所以氟片、氟滴剂和局部应用氟化物溶液的形式使用氟化物。此外，还包括某些形式的系统性用氟，如社区水氟化。

第二节 窝沟封闭

【目的和要求】

1. 掌握窝沟封闭的适应证。

2. 熟悉窝沟封闭的操作步骤，掌握要点及注意事项。

【实验内容】

1. 示教窝沟封闭并讲解操作步骤及要领。

2. 同学操作练习，熟悉操作步骤，领会操作要领。

3. 总结实验出现的问题，探讨窝沟封闭失败的原因。

【实验用品】

口镜、镊子、探针，慢速手机、毛刷、隔湿器具(橡皮障、棉卷、吸引器等)、酸蚀剂、窝沟封闭剂、三用枪头、光固化灯等。

【方法和步骤】

1. 窝沟封闭是指不去除牙体组织，在𬌗面、颊面、舌面的点隙窝沟处涂布一层封闭剂材料，以保护牙釉质不受细菌及其代谢产物的侵蚀、破坏，实现预防龋病发生的一种有效防龋方法。

2. 窝沟封闭剂有 4 种：树脂基封闭剂、玻璃离子封闭剂、聚酸改性树脂封闭剂和树脂改性玻璃离子封闭剂。

(1) 树脂基封闭剂：是聚氨酯二甲基丙烯酸酯或双酚 A- 甲基丙烯酸缩水甘

油酯单体，由化学激活剂和引发剂或特定波长和强度的光聚合而成。树脂基封闭剂有不含填料无色或着色的透明材料；也有含填料牙色或白色的不透明材料。

（2）玻璃离子封闭剂：可以释放氟离子，其氟化物释放特性源自氟铝硅酸盐玻璃粉和水性聚丙烯酸溶液之间的酸碱反应。从基质中释放出的氟被吸收到相邻的牙釉质中，氟化物的吸收会增加牙釉质对龋齿效应的抵抗力，使用含氟树脂密封胶可能提供额外的抗龋效果。

（3）聚酸改性树脂封闭剂：也被称为复合材料，结合了传统树脂基密封胶中的树脂基材料与玻璃离子封闭剂的氟释放和黏合性能。

（4）树脂改性玻璃离子封闭剂：本质上是含有树脂成分的玻璃离子封闭剂。这种类型的封闭剂具有类似于玻璃离子的氟化物释放性能，但它比传统的玻璃离子封闭剂有更长的工作时间和更少的水敏感性。

美国牙科学会 2016 年颁布了窝沟封闭剂临床实践指南，通过循证的方法系统回顾文献，对比了不同窝沟封闭剂的临床效果，目前由于用于比较研究的证据质量比较低，无法确定一种封闭剂优于另一种封闭剂。因此建议，任何窝沟封闭材料（例如，树脂基封闭剂，树脂改性玻璃离子封闭剂，玻璃离子封闭剂，聚酸改性树脂封闭剂）都可以应用于儿童和青少年的恒磨牙。

3. 窝沟封闭操作过程

（1）清洁牙面：低速手机上安装小毛刷（图 5-2-1），在清洁牙面的过程中，注意保护软组织，清洁完成后，用三用枪彻底清洗牙面，检查牙面是否存有残留物质，如果没有就进行下一步操作，否则继续清洁牙面至牙面干净。如果没有橡皮障，清洁牙面后立即用棉卷隔湿（图 5-2-2）。

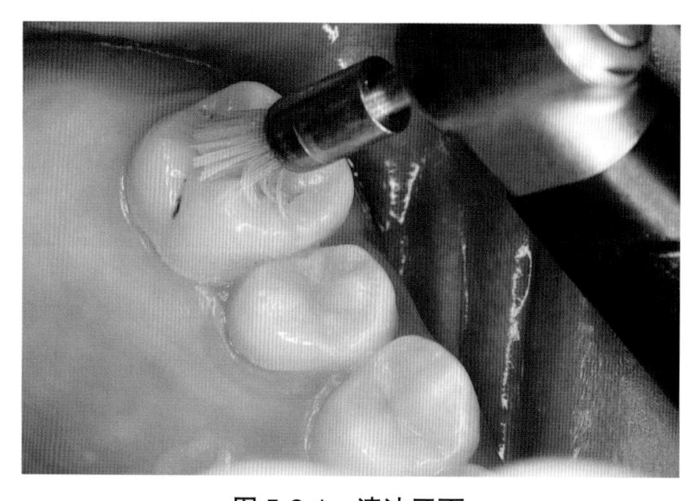

图 5-2-1　清洁牙面

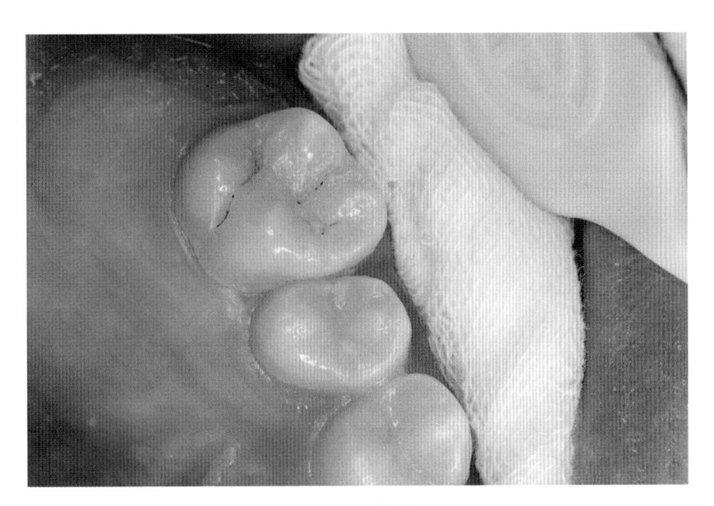

图 5-2-2　棉卷隔湿

（2）酸蚀：隔湿后用三用枪将牙面吹干，用注射器或小毛刷蘸取适量酸蚀剂涂到牙面窝沟处，恒牙酸蚀 20~30s、乳牙酸蚀 60s（图 5-2-3）。

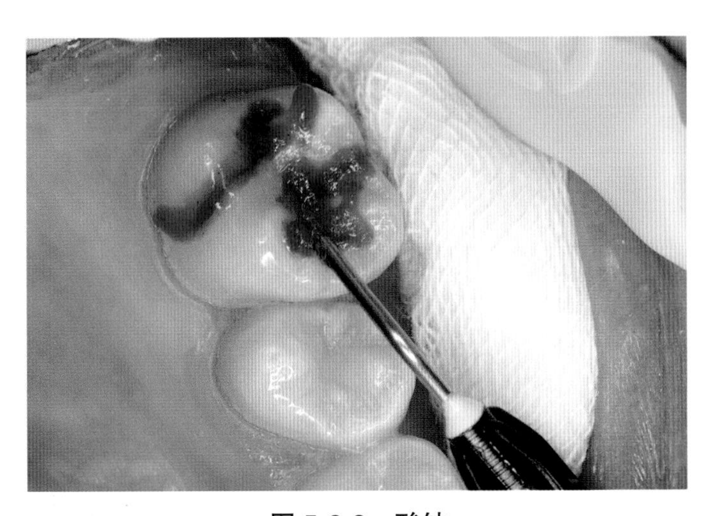

图 5-2-3　酸蚀

（3）冲洗和干燥：酸蚀后，用三用枪喷水雾彻底冲洗牙面 10~15s，冲洗完成后不要让患者再漱口，且更换干棉卷隔湿，吹干牙面。酸蚀后的窝沟呈白垩状（图 5-2-4），确保酸蚀后的牙面不被唾液污染，如被污染，应再冲洗牙面，彻底干燥后重复酸蚀过程。

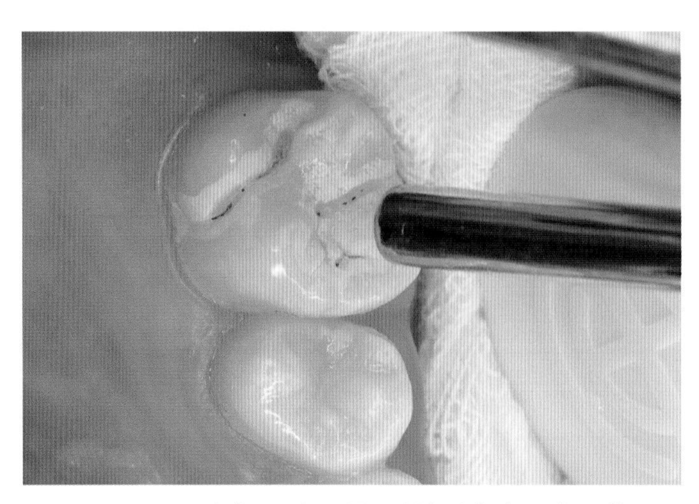

图 5-2-4　重洗、再次干燥，酸蚀后窝沟呈白垩状

（4）涂布封闭剂：用注射器或小毛刷蘸取适量窝沟封闭剂从窝沟远中端到近中端依次涂布到酸蚀牙面上，封闭剂缓缓渗入窝沟，充分排除窝沟内空气（图 5-2-5）。

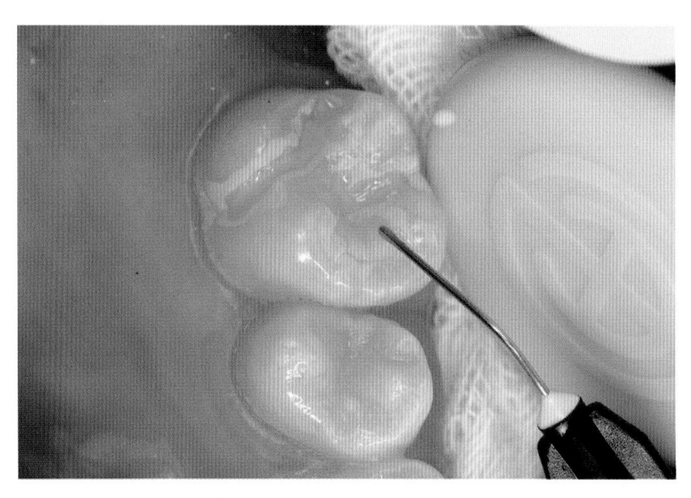

图 5-2-5　涂布封闭剂

（5）固化：用光固化灯照射涂布的窝沟封闭剂，光固化灯应尽量贴近牙面，照射距离约离牙尖 1mm，照射时间一般为 20~40s（图 5-2-6）。

（6）检查：固化后用探针进行全面检查，了解固化程度、粘接情况、有无气泡存在、有无遗漏窝沟，如有问题需重新封闭。如果窝沟封闭剂不含填料或含量低，可不调整咬合；如果使用含有填料的窝沟封闭剂，如有咬合高点应调整咬合（图 5-2-7）。

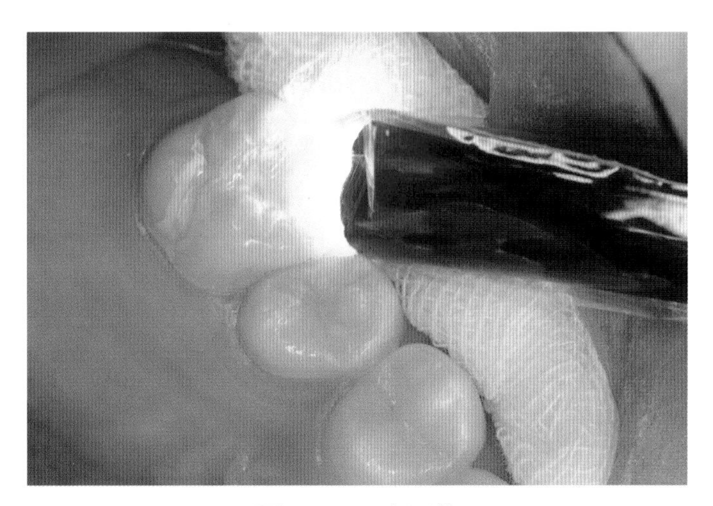

图 5-2-6　光固化

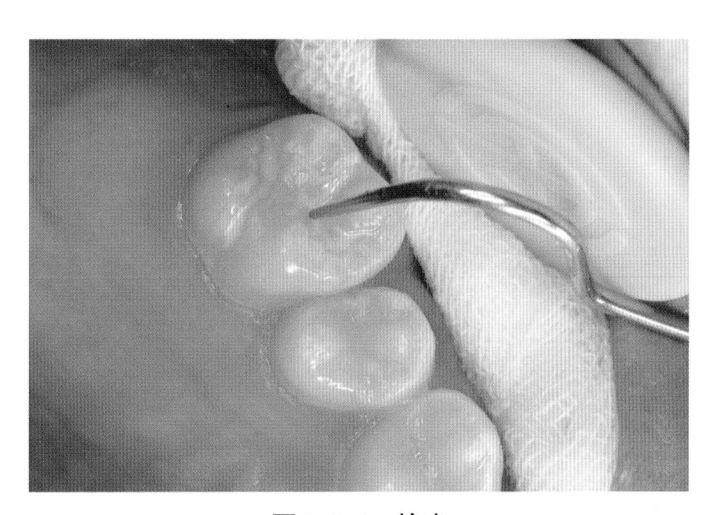

图 5-2-7　检查

4. 窝沟封闭临床效果评价　窝沟封闭的临床效果评价，常常采用两个指标，即封闭剂保留率和龋降低率。大部分窝沟封闭的研究设计采用自身半口进行对照的方法，即在口内选择一对同名牙，随机选择一颗进行窝沟封闭，另外一颗作为对照不进行任何处理，经过一段时间后，再进行窝沟封闭剂保留率和龋降低率的比较。

（1）封闭剂保留率：通常以牙为单位进行统计，可分为完整、部分脱落、全部脱落三种情况，分别计算所占总封闭牙的比例。计算封闭剂保留率的公式如下。

$$\text{封闭剂保留率}=\frac{\text{封闭剂保留牙数}}{\text{已封闭的总牙数}}\times 100\%$$

（2）龋降低率的计算，可以使用龋降低相对有效率和龋降低实际有效率。计算公式如下：

$$\text{龋降低相对有效率}=\frac{\text{对照组龋齿数}-\text{试验组龋齿数}}{\text{对照组龋齿数}}\times 100\%$$

$$\text{龋降低实际有效率}=\frac{\text{对照组龋齿数}-\text{试验组龋齿数}}{\text{已封闭的总牙数}}\times 100\%$$

【注意事项】

1. 清洁过程中，不要使用含氟清洁剂或含有油性的清洁剂。

2. 酸蚀过程中，酸蚀剂用量适当，不要溢出到口腔软组织，不要反复擦拭酸蚀牙面，更不要用探针刮窝沟。

3. 窝沟封闭前应保持牙面干燥，不被唾液污染，如果被污染，应重新酸蚀。

4. 在不影响咬合的情况下，尽量增加封闭剂的厚度，以增加抗压强度，避免封闭剂过早脱落。

5. 封闭后，还应定期（3 个月、半年或 1 年）复查，观察封闭剂保留情况，如脱落应重新封闭。

第三节　非创伤性修复

【目的和要求】

1. 掌握非创伤性修复治疗的适应证、优缺点。

2. 熟悉非创伤性修复治疗的临床操作步骤，掌握操作要点和注意事项。

【实验内容】

1. 示教非创伤性修复治疗的操作步骤及要领。

2. 同学操作练习，熟悉操作步骤，领会操作要领。

3. 总结实验出现的问题，探讨非创伤性修复失败的原因。

【实验用品】

口镜、探针、镊子、玻璃盘和调拌刀、玻璃离子充填材料、挖匙、牙用斧形器或锄形器、雕刻刀、树脂条和 T 形带、木楔等。

【方法和步骤】

1. 定义　非创伤性修复治疗指使用手用器械去除龋坏组织，然后用新型玻璃离子材料充填的技术。

2. 非创伤性修复治疗的优势

（1）符合现代预防的基本观点，要求最少的预备，尽可能保存完好的牙体组织，采用有粘接性能的玻璃离子材料，玻璃离子材料释放的氟离子，可以预防龋病。

（2）采用手用器械，成本低廉，且可随身携带，操作者可以到社区、学校、家庭以及一些偏远地区提供治疗。

（3）操作简单、容易掌握。

（4）患者更容易接受，没有令人恐惧的钻牙过程，减少了患者的心理创伤，在儿童中能更好地推广。

3. 临床操作流程

（1）工作环境的准备：构建良好、舒适的口内外工作环境；选择使用合格的消毒器械；控制交叉感染。

（2）备洞：棉卷隔湿，保持干燥，用湿棉球擦去表面牙菌斑（图 5-3-1），再用干棉球擦干，确定龋损大小。如果牙釉质开口过小，可使用牙用斧形器扩大开口，以便挖匙能进入；去除龋坏组织，可使用伢典、木瓜蛋白酶等化学备洞进行辅助，以便去净龋坏组织，减小操作难度。让患者咬合，观察对颌牙是否接触龋洞，有助于充填后调整咬合（图 5-3-2）。

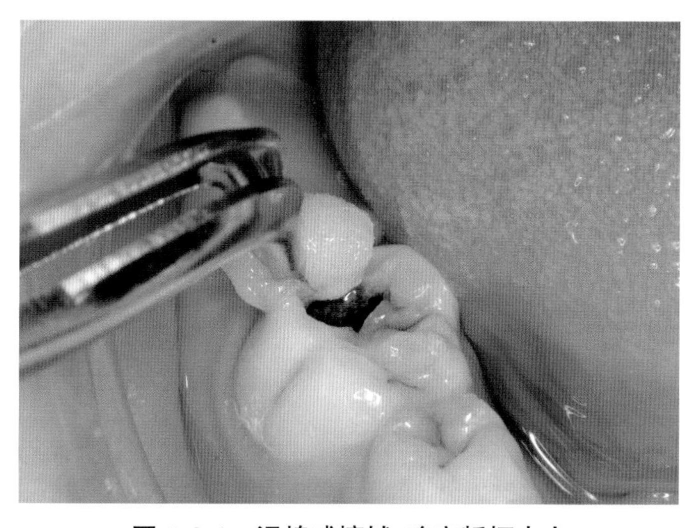

图 5-3-1　湿棉球擦拭、确定龋坏大小

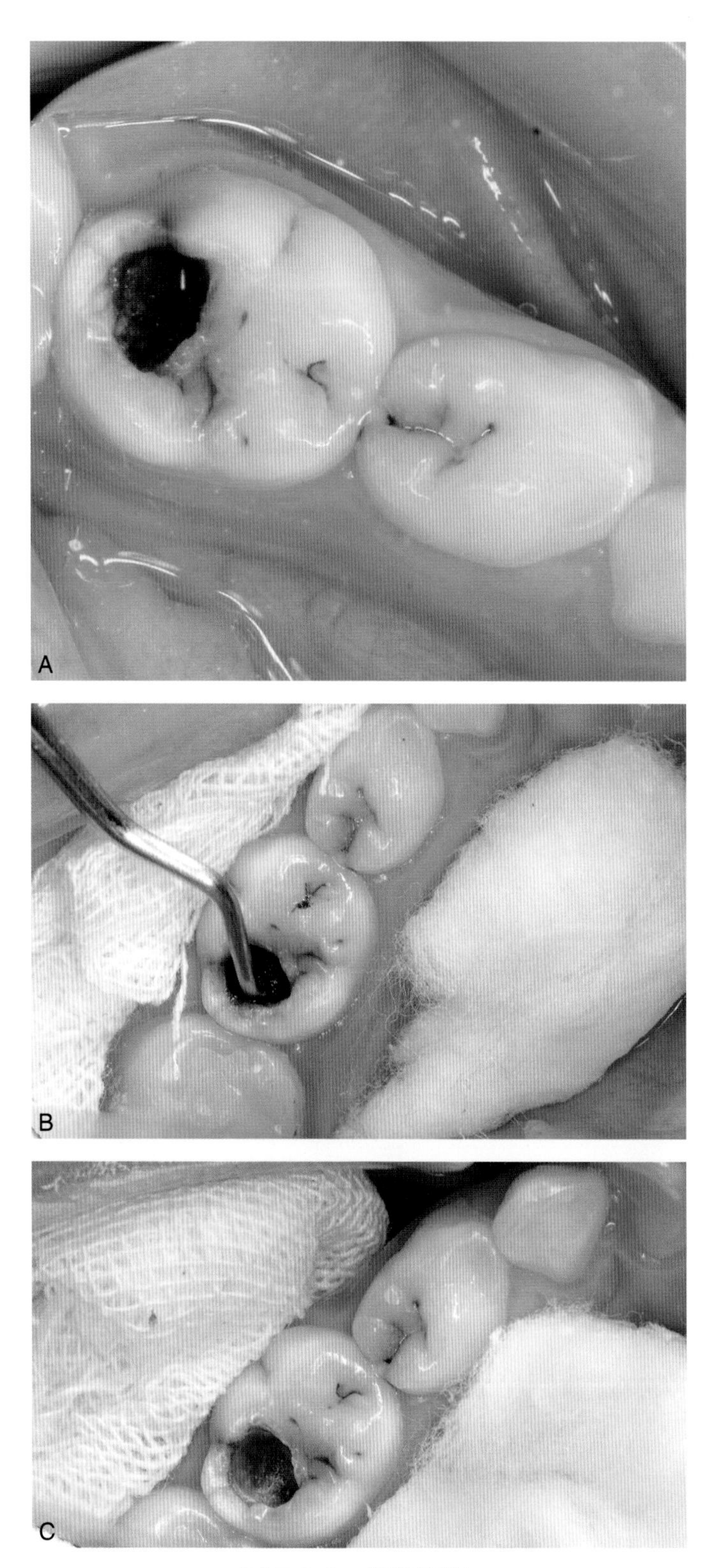

图 5-3-2 窝洞预备
A. 术前 B. 术中 C. 术后

（3）清洁：用小棉球蘸取适量清洁处理剂涂布全部窝洞 10s，立即冲洗两次。更换棉卷，保持干燥。如窝洞被污染，应隔湿后重新涂布处理剂。清洁剂一般为弱聚丙烯酸（10%），可以加强玻璃离子材料与牙面的粘接。

（4）混合与调拌：根据产品推荐比例调拌充填材料。

（5）充填

1）单面洞：用雕刻刀钝端将充填材料放入洞内，压紧充填材料，注意避免出现气泡。在材料失去光泽前，用戴手套的手指涂少量凡士林，按压材料，使其进入龋洞内，待材料不再黏手指后移开（约 30s，注意避免带出充填材料）。使用雕刻刀去除多余材料，用凡士林覆盖在材料表面，保持干燥 30s。检查调整咬合（图 5-3-3）。

2）多面洞：放置成型片，插入木楔固定成型片；充填龋洞并涂布凡士林；使用雕刻刀去除多余材料；修整邻面牙龈缘；保持充填物干燥 30s。

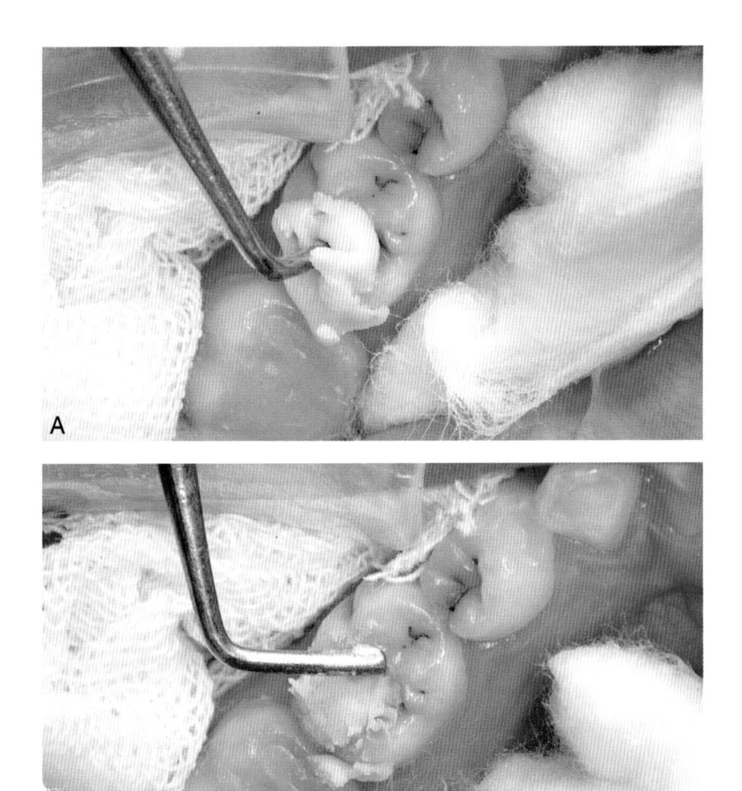

图 5-3-3　充填（玻璃离子）

A. 充填　B. 塑形

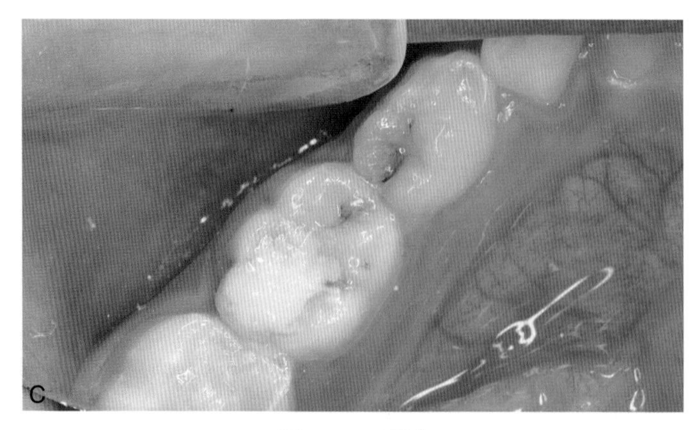

图 5-3-3(续)
C. 充填后

（6）嘱患者 1 小时内不要进食。

【注意事项】

1. 使用挖匙应垂直围绕洞的边缘转动，接近牙髓的牙本质应保留，避免穿髓。
2. 充填需要在材料失去光泽前进行，如果材料已变干，应重新调拌。

第四节　预防性树脂充填

【目的和要求】

1. 掌握预防性树脂充填的适应证。
2. 熟悉预防性树脂充填的操作步骤，掌握要点及注意事项。

【实验内容】

1. 示教预防性树脂充填并讲解操作步骤及要领。
2. 同学操作练习，熟悉操作步骤，领会操作要领。
3. 总结实验出现的问题，探讨预防性树脂充填失败的原因。

【实验用品】

口镜、镊子、探针、快速手机、车针、毛刷、隔湿器具（橡皮障、棉卷、吸引器等）、酸蚀剂、窝沟封闭剂、树脂、氢氧化钙、三用枪头、光固化灯等。

【方法和步骤】

1. 预防性树脂充填是一种窝沟封闭与充填相结合，修复小的窝沟龋和窝沟可疑龋的预防性措施，该方法只去除窝沟处病变组织，不采用传统的预防性扩展。

2. 技术优势

（1）由于不采取预防性扩展，该方法不但阻止了龋病的进展还保留了更多的牙体组织。

（2）该方法使用树脂或玻璃离子作为填充材料，可以与牙釉质机械或物理性结合，且可与封闭剂化学性粘接，减少了微渗漏的可能。

3. 分类　根据龋坏的大小、深度和使用的充填材料，可以将预防性树脂充填分为以下三类：

（1）类型 A：使用最小号球钻去除脱矿牙釉质，使用不含填料的封闭剂充填。

（2）类型 B：使用小号或中号球钻去除龋坏组织，洞底常在牙釉质内，使用流体树脂充填。

（3）类型 C：使用中号或更大号球钻去除龋坏组织，洞底已经到牙本质，需要垫底处理，涂布粘接剂后使用树脂材料充填，其余窝沟进行封闭。

4. 操作步骤

（1）去除龋坏组织：使用高速手机去除窝沟点隙龋坏组织，根据龋坏范围选择球钻，不做预防性扩展（图 5-4-1）。

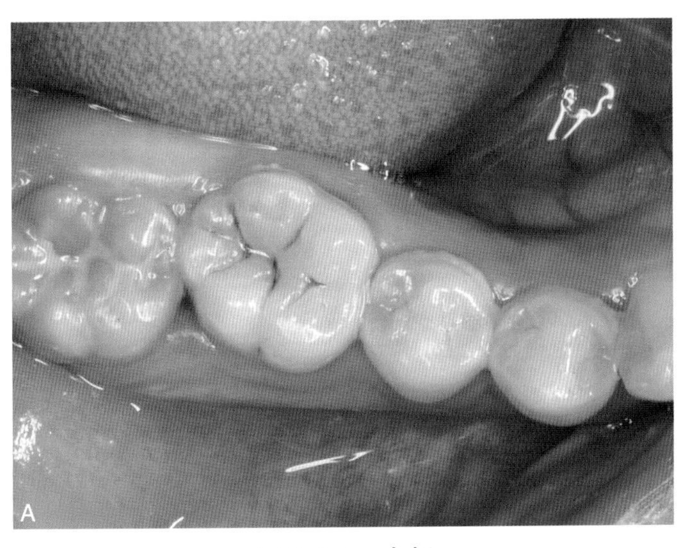

图 5-4-1　去龋

A. 术前

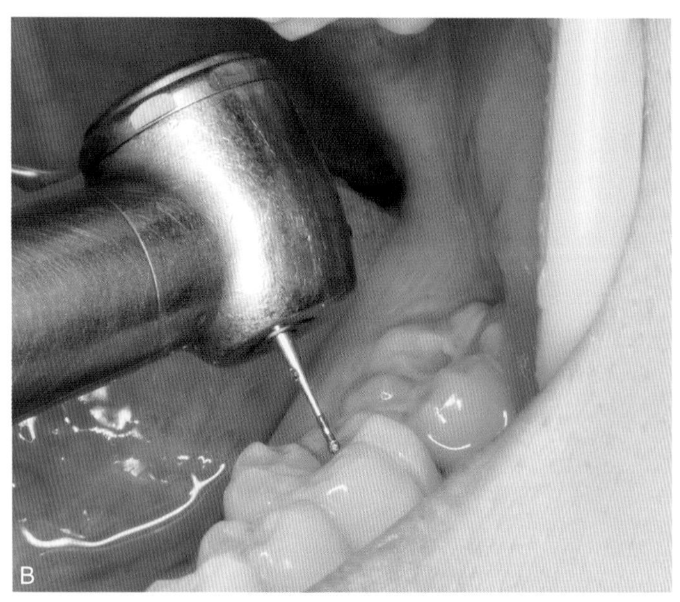

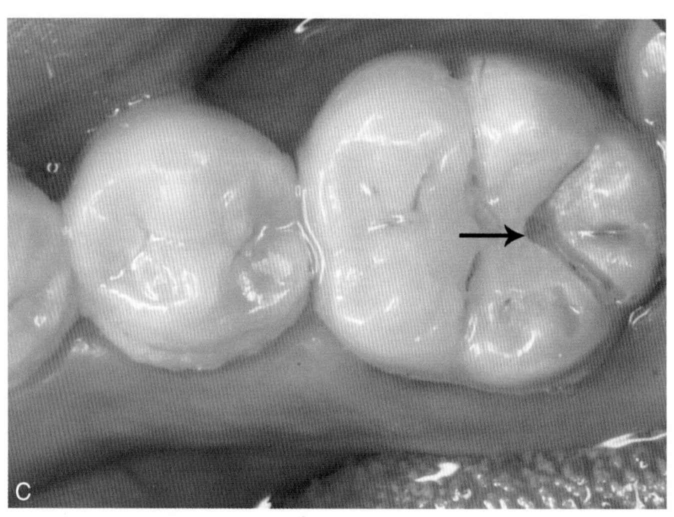

图 5-4-1（续）

B. 去龋　C. 预备后的窝沟（黑色箭头）

（2）清洁牙面，冲洗干燥，隔湿。

（3）酸蚀：隔湿后用三用枪将牙面吹干，用注射器或小毛刷蘸取适量酸蚀剂涂到牙面窝沟处，恒牙酸蚀 20~30s、乳牙酸蚀 60s，冲洗、干燥（图 5-4-2）。

（4）涂布粘接剂，固化（图 5-4-3）。

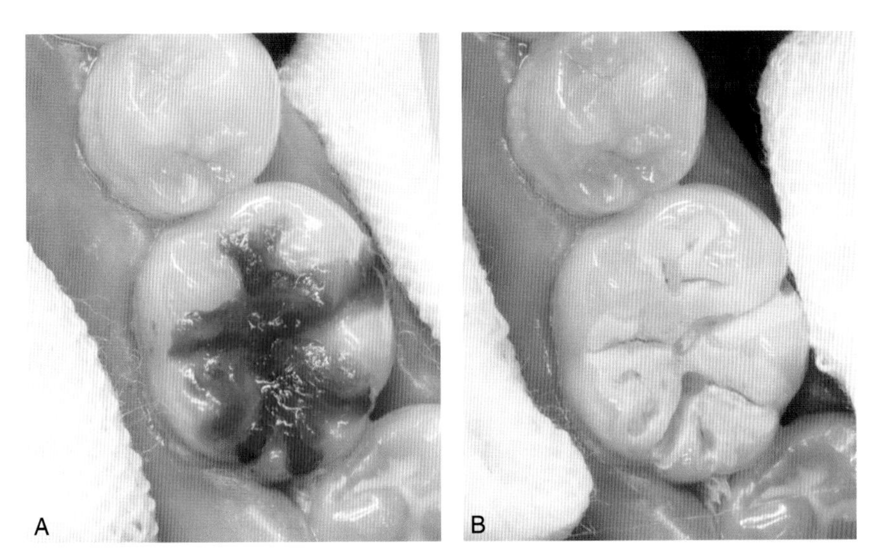

图 5-4-2　酸蚀
A. 涂布酸蚀剂　B. 冲洗、干燥后呈白垩状

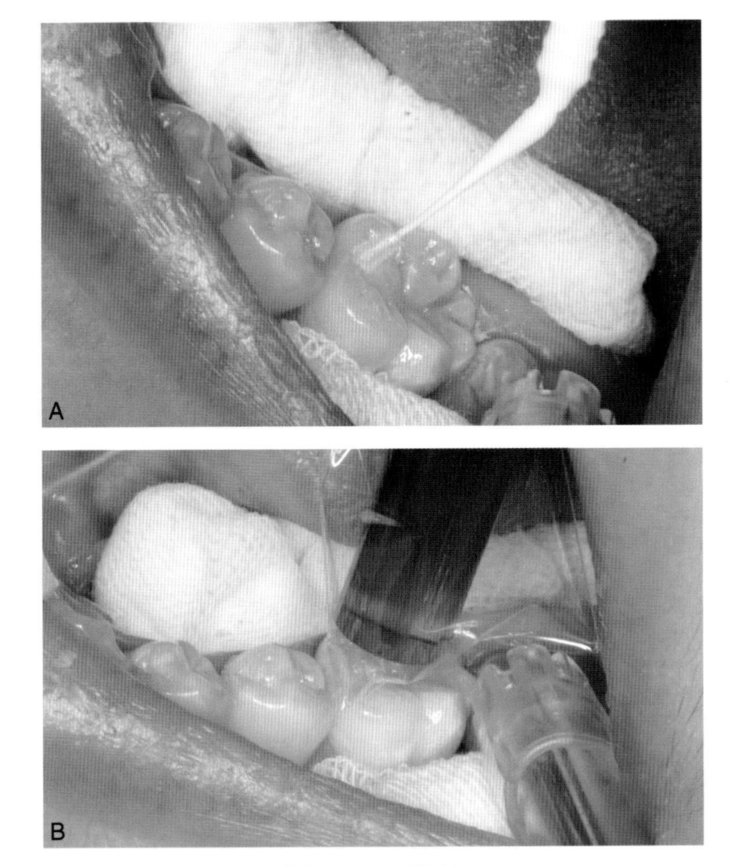

图 5-4-3　粘接
A. 涂布粘接剂　B. 光固化

（5）充填：根据窝洞大小充填树脂材料，并封闭窝沟（图 5-4-4）。

（6）光固化：用光固化灯照射涂布的窝沟封闭剂，光固化灯应尽量贴近牙面，距离牙尖约 1mm，照射时间一般为 20~40s。

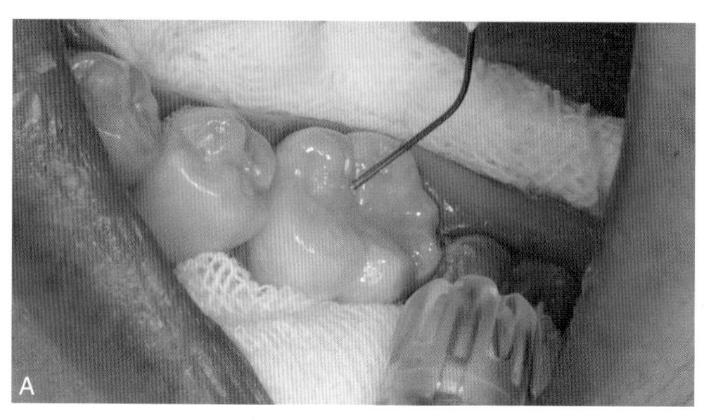

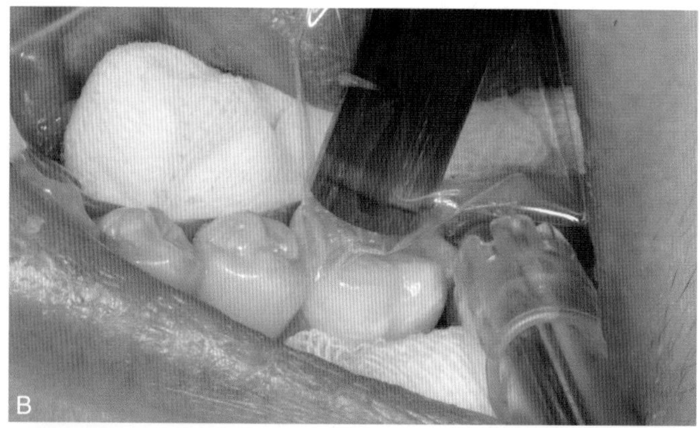

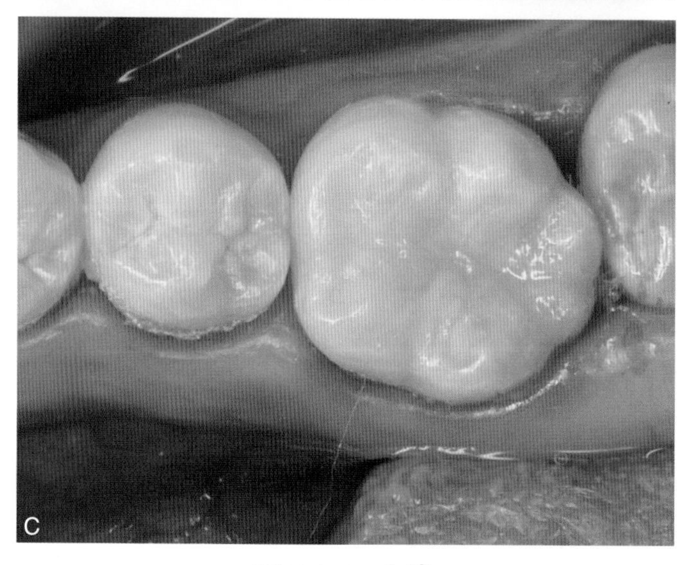

图 5-4-4　充填

A. 充填　B. 光固化　C. 充填后

（7）检查：检查充填、固化和窝沟封闭情况，了解粘接情况，有无气泡存在，有无遗漏窝沟，有无咬合高点，如有问题需重新充填封闭。

【注意事项】

1. 类型 C 在酸蚀前应将暴露的牙本质用氢氧化钙垫底。

2. 酸蚀过程中，酸蚀剂用量适当，不要溢出到口腔软组织，不要反复擦拭酸蚀牙面，更不要用探针刮窝沟。

3. 窝沟封闭前应保持牙面干燥，不被唾液污染，如果被污染，应重新酸蚀。

【总结与展望】

龋病是人类最常见的口腔疾病，可引起疼痛和残疾，甚至导致急性感染和牙齿脱落。第四次全国口腔健康流行病学调查结果显示，我国 3~5 岁年龄组乳牙患龋率为 62.5%；12~15 岁年龄组恒牙患龋率为 41.9%；35~44 岁年龄组恒牙患龋率为 89.0%；55~64 岁年龄组恒牙患龋率为 95.6%；65~74 岁年龄组恒牙患龋率为 98.0%。我国患龋率较高，龋病防治意义重大。值得注意的是，有学者报道自从含氟饮用水和各种氟化产品问世以来，龋病的流行病学和发病模式已经发生了变化，这些产品已被广泛用于预防或阻止牙釉质和牙本质病变。

总之，预防龋病的发生发展是一个值得我们共同努力的目标。本章就常用的几种预防龋病方法操作步骤做了详细讲解，要求同学掌握适应证并熟悉相关流程。

（雷　蕾　程　立）

参考文献

1. 冯希平 . 口腔预防医学 . 7 版 . 北京：人民卫生出版社，2020.
2. 王兴 . 第四次全国口腔健康流行病学调查报告 . 北京：人民卫生出版社，2018.
3. 罗雍凤 . 化学去龋药物的研究进展 . 口腔材料器械杂志，2012，21（1）：38-40.
4. HARRIS N O，FRANKLIN G G，CHRISTINE N N. Primary Preventive Dentistry. Upper Saddle River NJ：Prentice Hall，2014.
5. WRIGHT JT，CRALL JJ，FONTANA M，et al. Evidence-based clinical practice guideline for the use of pit-and-fissure sealants：A report of the American Dental Association and the American Academy of Pediatric Dentistry. J Am Dent Assoc. 2016，147（8）：672-682.

第六章　白垩斑、色素斑的微创美学修复

【目的和要求】

1. 掌握牙釉质白垩斑、色素斑的常见病因。
2. 熟悉轻、中度牙釉质白垩斑、色素斑的微创美学处理方法及其原理。
3. 了解各种技术的具体操作方法及步骤。

【实验内容】

1. 观看临床病例图片，掌握牙釉质白垩斑、色素斑的常见病因。
2. 观看教学课件，初步掌握渗透树脂技术、美白技术和微研磨技术的原理和操作方法与步骤。
3. 在离体牙上完成渗透树脂技术、美白技术和微研磨技术。

【实验用品】

3颗离体牙，离体牙石膏模型，仿真人头模实验台，低、高速手机，抛光车针，抛光杯，渗透树脂，诊室高效美白剂，微研磨剂，屏障树脂/橡皮障，光固化灯。

【方法和步骤】

1. 常见病因　牙釉质白垩斑是指发生在牙釉质表层及表层之下的非成洞性矿化不全或脱矿，而在此基础上继发的色素沉着可形成牙釉质色素斑。牙釉质白垩斑发生的原因主要分为先天的牙釉质矿化不全及后天的牙釉质脱矿。

（1）矿化不全（hypomineralization）

1）牙釉质发育不全（amelogenesis imperfecta，AI）：牙釉质发育不全是一组影响牙釉质发育的遗传性疾病，主要由于牙釉质形成时成釉器的某些功能障碍，导致牙釉质在数量、组成和结构上发生改变，有明显的临床和遗传异质性。主要包

括牙釉质发育不全、牙釉质钙化不全、牙釉质成熟不全、牙釉质成熟不全伴牙釉质发育不良有时伴牛牙症这 4 型，其中牙釉质成熟不全和牙釉质钙化不全这两种类型的早期、轻中度表现主要为牙釉质白垩斑或色素斑。

2）磨牙 - 切牙牙釉质矿化不全（molar-incisor hypomineralization，MIH）：磨牙 - 切牙牙釉质矿化不全是牙釉质矿化不全的一种，系指全身因素引起的一个或一个以上第一恒磨牙釉质矿化不全，常伴切牙受累。因具有一定特殊性，遂区别于一般牙釉质钙化不全而单独列出。萌出早期，MIH 主要表现为磨牙的咬合面或切牙的唇面有局限性的、不规则的不透明斑块，颜色可是白垩、白黄或黄棕色，一般不累及牙颈部，与健康的牙釉质界限清楚（图 6-0-1）。

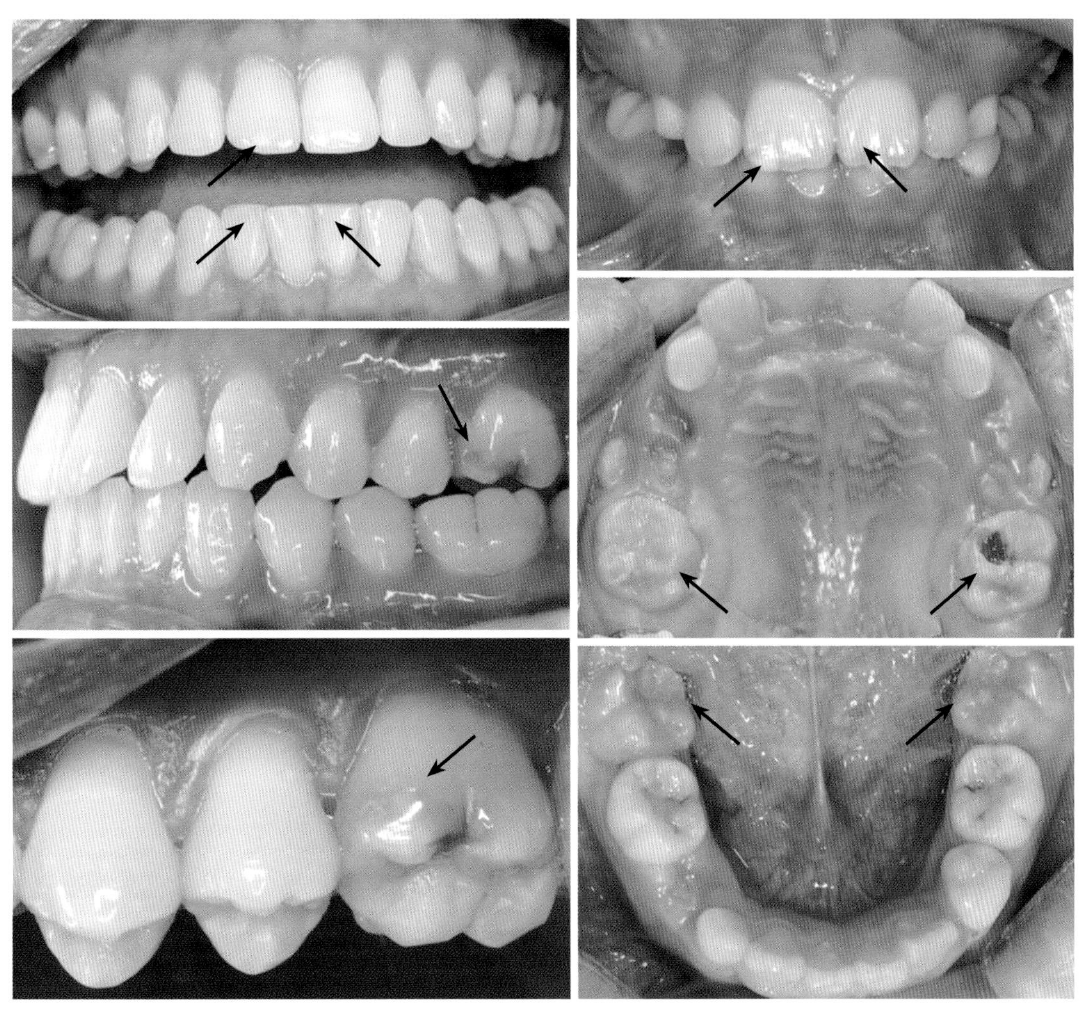

图 6-0-1　磨牙 - 切牙牙釉质矿化不全（箭头示）

对于早期诊断明确的MIH，磨牙治疗的重点在于预防后期的龋坏和牙釉质崩解（如口腔卫生指导、饮食指导、氟化物/酪蛋白磷酸肽-无定型磷酸钙的应用、脱敏治疗和窝沟封闭等）；切牙因受到的力量较小，少有牙釉质崩解，治疗的重点在于预防后期的龋坏及解决白垩斑、色素斑所带来的美观问题。

3）氟牙症（dental fluorosis，DF）：氟牙症是在牙发育形成期间，由于机体摄氟过多导致牙釉质发育缺陷而引起的牙体硬组织改变，是慢性氟中毒早期最常见且突出的症状。

据报道，全世界的氟牙症患病率呈逐渐升高趋势。美国国家卫生统计中心的一项数据显示，16~17岁青少年氟牙症患病率由2001—2002年的29.7%上升为2011—2012年的61.3%，其中以极轻度和轻度者居多，占36.9%。我国全国口腔健康流行病学调查显示，12岁儿童氟牙症患病率由第三次调查结果的11.7%上升为第四次调查结果的13.4%，但中重度者仅占2.8%。

轻中度氟牙症通常表现为散在分布于牙齿表面的点状或狭窄线状白垩色斑，伴/不伴有外源性着色形成黄棕色斑（图6-0-2）。

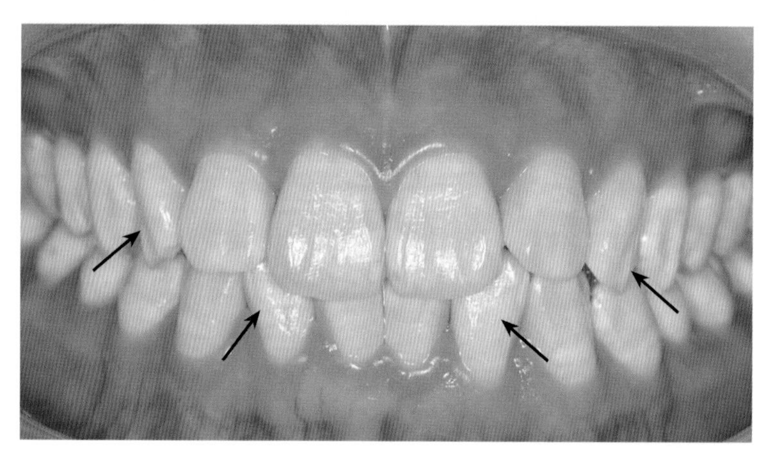

图6-0-2　轻中度氟牙症（箭头示）

（2）脱矿（demineralisation）

1）早期牙釉质龋

2）正畸脱矿：正畸治疗中由于配戴固定矫治器，增加了牙面菌斑清除的难度，常导致牙釉质表面脱矿形成白垩斑（图6-0-3）。研究表明正畸治疗的患者白垩斑的发病率可高达59.4%。

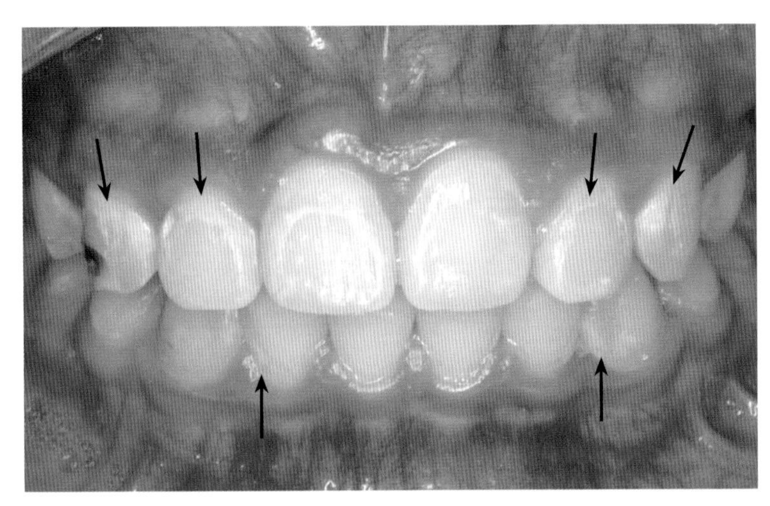

图 6-0-3　正畸后白垩斑、色素斑（箭头示）

2. 治疗措施　对于上述疾病/症状，早期、轻中度的表现主要为牙釉质的白垩斑及色素斑。若不加以处理，后期常发展为龋洞、牙髓根尖周疾病甚至需要拔牙。当切牙受累时，常引起较为严重的美观问题及由此导致的一系列心理问题。因此，适时且适当地应用一些无创或微创技术治疗轻中度的牙釉质白垩斑、色素斑显得尤为重要。

氟化物及酪蛋白磷酸肽钙磷复合物的应用被认为可以促进牙釉质的再矿化、增加牙釉质的硬度，可在一定程度上预防疾病的进展。但其在改善白垩斑及色素斑外观上的作用并不显著。以下我们将着重介绍 3 种微创美学修复技术及其原理，为更好地恢复患牙美观提供一些参考。

（1）渗透树脂技术：渗透树脂技术的原理是利用低黏性树脂的流动性，使其通过毛细虹吸作用渗入脱矿牙釉质的多孔隙结构，堵塞酸性物质入侵和矿物离子流失的通道，从而阻断早期龋的进展；同时由于树脂渗入，病损体部的折光系数（1.52）更接近于正常牙釉质（1.65），使得白色病损的美观得以改善。其中所用到的树脂被称为“渗透树脂”，它是一种无色/微黄透明、高流动、高渗透的树脂，可以渗透到牙釉质脱矿区，深达牙釉质 600μm（近牙釉质厚度的一半），与周围牙釉质形成树脂 - 牙釉质混合层，增强牙齿强度。

渗透树脂技术是一种阻止龋病发展的新技术，它架起了龋病预防和治疗之间的桥梁，为龋病光滑面和邻面的非洞性病损提供了微创治疗的方法。其具体操作流程如下。

1）实验性脱矿牙的获得

①收集光滑面脱矿的离体牙；

②若离体牙光滑面无白垩斑或白垩斑不明显，可在其唇（颊）面中 1/3 位置保留 4mm × 4mm 的牙釉质区域，其余部分涂布抗酸指甲油，将其置于脱矿溶液中 4 天（脱矿液由实验室配制）；

③使用脱矿牙制作牙列模型。

2）治疗过程

①彻底清洁患牙和邻牙，隔湿，上橡皮障或屏障树脂（必要时上楔子）（图 6-0-4）；

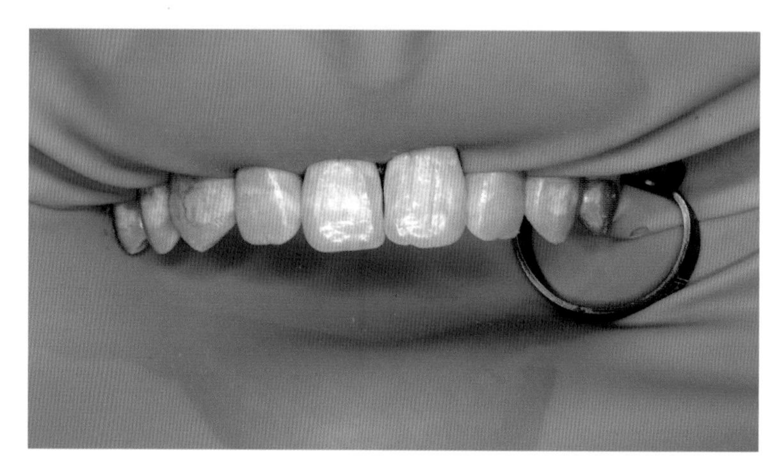

图 6-0-4　隔湿与清洁

②将酸蚀剂以略有盈余的剂量涂布于龋损部位，作用 2min（必要时用棉签清除较大块的多余材料）（图 6-0-5）；

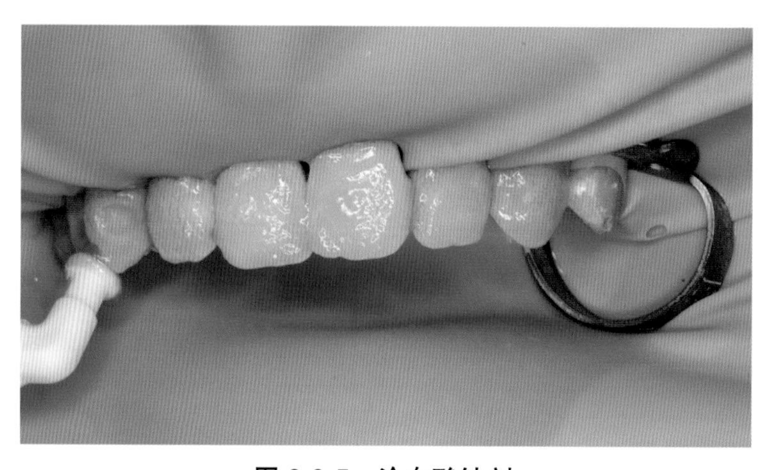

图 6-0-5　涂布酸蚀剂

③吸净酸蚀剂并用清水冲洗至少 30s，然后使用无水无油气枪吹干（图 6-0-6）；

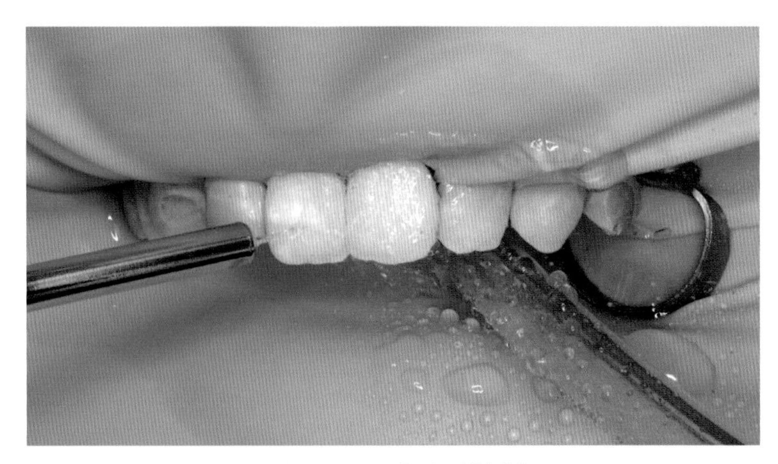

图 6-0-6　冲洗酸蚀剂

④将干燥剂（99% 乙醇）以略有盈余的剂量涂布于龋损部位，干燥 30s，使用无水无油气枪吹干（图 6-0-7）；

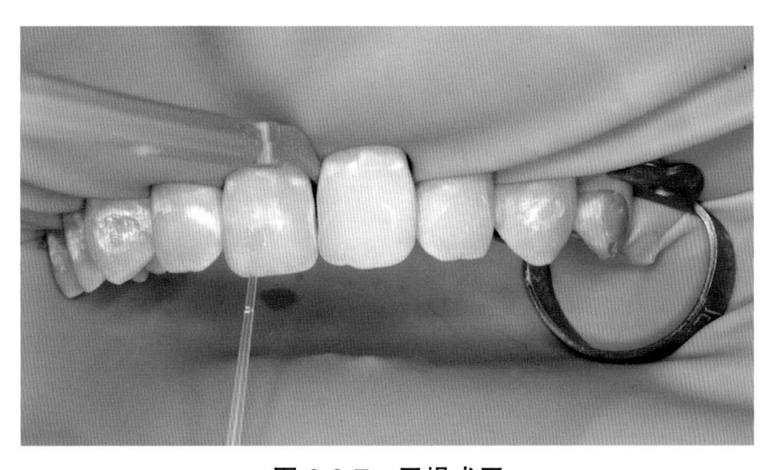

图 6-0-7　干燥术区

⑤关闭手术灯，将渗透树脂以略有盈余的剂量涂布在龋损部位，静置 3min（图 6-0-8）；

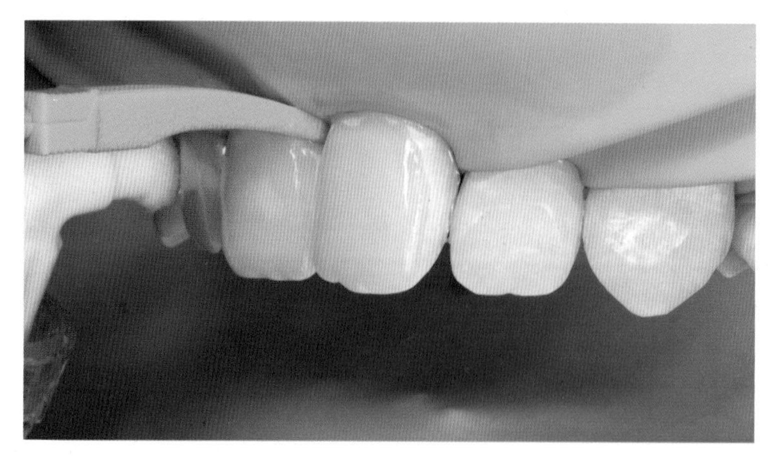

图 6-0-8　涂布渗透树脂

⑥用牙线去除多余的材料后，从各个角度光照渗透树脂至少 40s（图 6-0-9）；

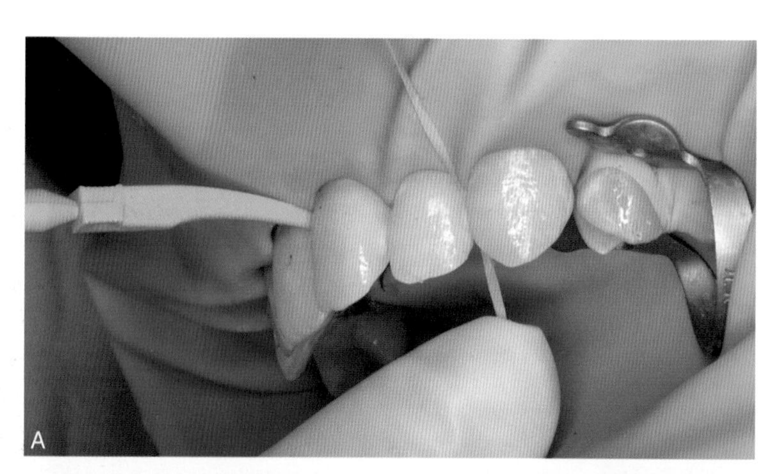

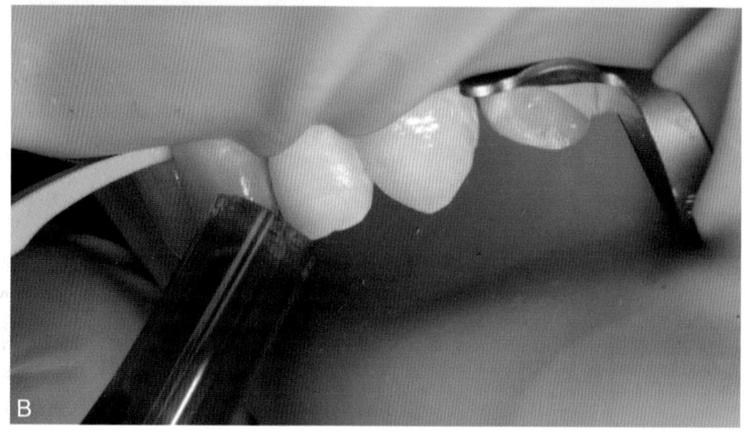

图 6-0-9　牙线去除多余树脂，进一步光照
A. 去除多余渗透树脂　B. 光固化渗透树脂

⑦再次涂布渗透树脂于病损部位，静置1min后光照40s（图6-0-10）；

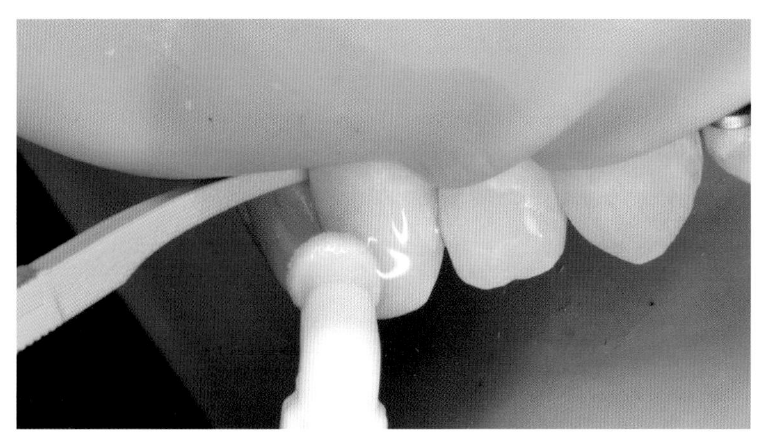

图6-0-10　再次涂布渗透树脂

⑧取下橡皮障/屏障树脂及楔子后，打磨（非必要）、抛光（图6-0-11，图6-0-12）。

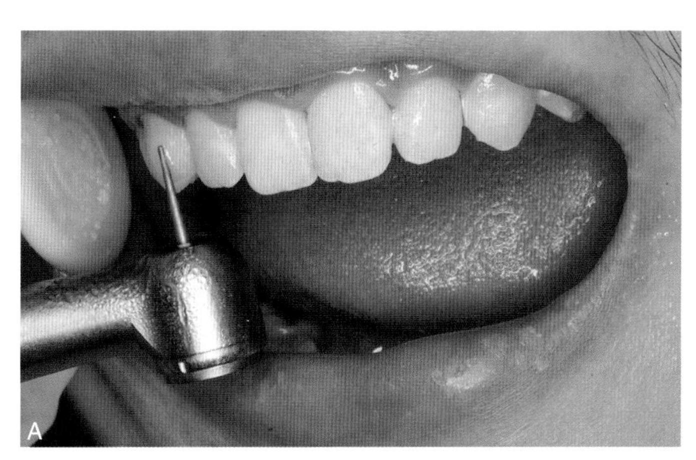

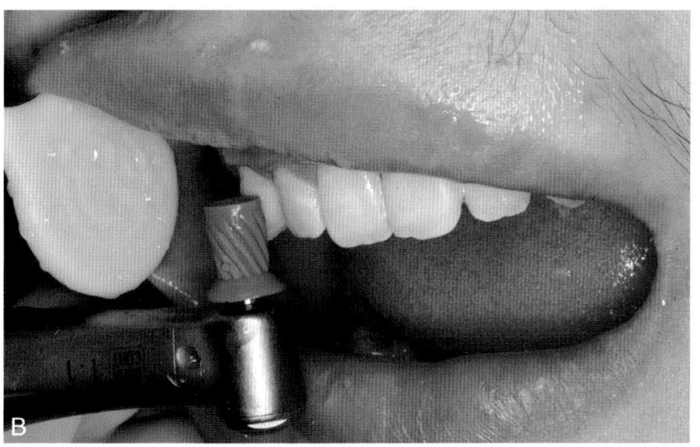

图6-0-11　取下橡皮障/屏障树脂及楔子后，打磨、抛光
A. 打磨（非必要）　B. 抛光（非必要）

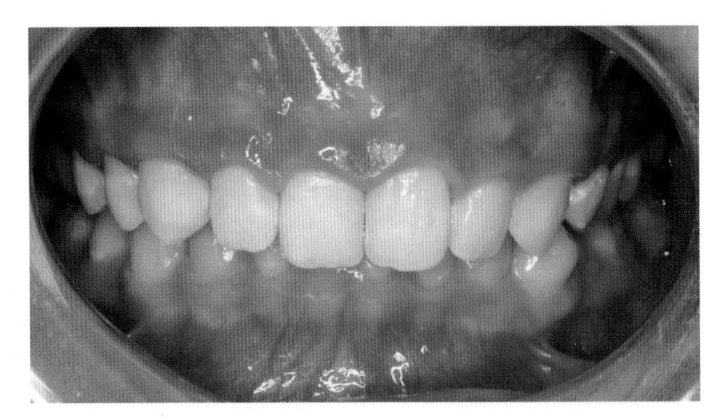

图 6-0-12　术后照

（2）美白 / 漂白（诊室美白）技术：美白 / 漂白技术指在不改变牙齿硬组织表面形态的前提下，通过化学、物理等手段改善或还原牙齿色彩以达到美观效果的治疗方法。包括诊室美白和家庭美白两种实施途径。其具体操作流程如下。

1）实验美白牙的获得：

①收集有外源性着色的离体牙；

②制作牙列模型。

2）治疗过程：

①完成基础治疗

Ⅰ. 口腔卫生指导：无法完成日常口腔卫生保健措施者，应延缓美白治疗。

Ⅱ. 牙周治疗：完成牙周基础治疗，包括洁治和牙面抛光，以去除外源性牙面沉积物，如烟渍、结石及药物性色素。即使已行牙周洁治，也需使用抛光刷 / 杯进行抛光以去除获得性膜。如牙龈出血严重，美白最好在 2 周后 / 牙周炎症明显减轻后进行。

Ⅲ. 治疗龋坏牙。

Ⅳ. 治疗其他口腔疾病：如楔状缺损、牙隐裂等。

Ⅴ. 对现有修复体的考虑：美白治疗对修复体无效，美白后牙齿与修复体颜色不匹配度可能增加，可能需要重做修复治疗。

②记录治疗前牙齿比色结果，拍摄数码照片。

③保护口腔软组织，防止交叉感染：如使用橡皮障、屏障树脂、开口器及棉卷等。

④美白治疗：严格按照美白产品的使用说明进行规范操作。

⑤治疗后处理：清洁口腔，必要时使用脱敏剂。

⑥告知术后注意事项。

⑦记录治疗后比色结果，拍摄数码照片。

⑧美白疗效的维护：根据患者的口腔卫生状况及饮食习惯，美白治疗可间隔1~2年重复进行。

（3）微研磨技术：微研磨技术的原理为利用特殊的混合物（目前常为碳化硅颗粒和6.6%盐酸的研磨混合物），通过化学酸蚀与机械研磨的共同作用，去除显微级别（<200μm）的牙釉质表层（保留了完整的牙釉质表面），从而达到治疗因矿化过度、矿化不足和着色引起的牙齿变色。此技术容易实施，治疗后无需复杂维护，作用迅速有效且效果持久。但医师应严格评估适应证，对于超过牙釉质表层以下200μm的病损不建议使用此方法。具体操作流程如下。

1）实验性脱矿牙的获得

①收集光滑面脱矿、伴/不伴色素斑的离体牙；

②若离体牙牙面无白垩斑、色素斑或斑块不明显，可在唇（颊）面中1/3位置保留4mm×4mm的牙釉质区域，其余部分涂布抗酸指甲油，将其置于脱矿溶液中4天（脱矿液由实验室配制）；

③使用脱矿牙制作牙列模型。

2）治疗过程

①确定并记录牙釉质基准色（必要时进行拍照记录）：微研磨最好在美白治疗后进行，这样可尽量缩小研磨范围，减少牙釉质研磨量；应在牙齿湿润的状态下进行评估，这样才能反映实际状态，减少不必要的牙釉质研磨。

②对治疗牙齿唇颊面及舌腭面的牙釉质减损厚度进行评估：只有<200μm的病损才建议使用此方法。

③使用橡皮杯加抛光膏清洁牙面：去除获得性薄膜及表浅的色素。

④使用橡皮障进行隔离，保护口腔及口周软组织。可在橡皮障下龈缘处涂抹橡皮障封闭剂或光固化屏障树脂，以提供更多的保护。

⑤使用水冷式锥形细粒金刚钻，在涂抹研磨膏前轻轻打磨变色区域5~10s（此项操作非必须）。

⑥在变色区域涂抹研磨膏，覆盖需要研磨的病损区。使用低速手机（转速：350~500r/min，扭矩：3N·m），配合专用研磨头，加压短时间研磨。每研磨15s停顿一次，冲洗干净牙面，在湿润状态下观察研磨效果。然后重新涂布研磨膏，重复上述程序，直到获得满意的效果。但研磨总时长建议不超过4次（每次15s）。

⑦洗净牙齿表面膏体后评估治疗效果。冲洗干净后，去除橡皮障和封闭剂，

再用清水彻底冲洗。

⑧在牙釉质上涂抹专用氟化物 / 脱敏剂，并停留 4min，可有效缓解术后敏感等不适。可使用抛光杯配合护牙素进行抛光，补充牙釉质表面钙磷的流失（此项操作非必须）。

⑨冲洗干净后再次评估并记录最终色泽。

⑩4~6 周再次复诊、评估。

注意：操作过程中要注意从切端观察牙釉质厚度，避免过度研磨。

【操作要点】

1. 此三项技术的使用有严格的适应证，操作前应仔细评估患者全身及患牙情况。

2. 非适应证　四环素牙，成洞性龋，树脂过敏等。

3. 对于部分白垩斑或色素斑牙，需要联合使用上述方法才能获得满意的治疗效果。联合治疗时，建议优先采用美白治疗，之后再视具体情况进行渗透树脂治疗或微研磨治疗。

4. 上述使用的产品常有腐蚀性，使用时注意隔离非常重要；患者、医师和护士均须佩戴保护眼罩或防护设备。

5. 治疗过程中患者出现明显疼痛时，应立即停止操作。

（程　立）

参考文献

1. 陈吉华，冯琳，高学军，等．非侵入性牙齿美白治疗指南（讨论稿）．中华口腔医学杂志，2012，47（006）：321-323.
2. 谷希，高源，杨琳，等．渗透树脂治疗正畸后白垩斑美学效果的临床研究．实用口腔医学杂志，2015，31（05）：678-681.
3. 古丽莎，韦曦，凌均棨．氟牙症的病因、诊断与防治．中华口腔医学杂志，2020，055（5）：296-301.
4. 张晨峥，汪昌宁，宋亚玲．釉质发育不全的临床分类和治疗．世界最新医学信息文摘（电子版），2012，12（3）：15-18.
5. 周凤，赵玉鸣．磨牙 - 切牙釉质矿化不全的研究进展．国际口腔医学杂志，2016，43（4）：456-461.
6. 刘涛，程立，杨惠，等．龋易感人群健康美学管理的策略与实践．华西口腔医学杂志，2016，34（5）：511-515.
7. 冯朝华，刘荣芳，赵奇，等．渗透树脂对前牙唇面白垩斑治疗效果的临床评价．华西口腔医学杂志，2013，31（06）：597-599.

8. LEE J, OKOYE L O, LIMA P P, et al. Investigation of the esthetic outcomes of white spot lesion treatments. Nigerian Journal of Clinical Practice, 2020, 23(9): 1312-1317.
9. RODD H D, GRAHAM A, TAJMEHR N, et al. Molar incisor hypomineralisation: current knowledge and practice. International Dental Journal 2021, 71(4): 285-291.
10. ROMERO M F, BABB C S, DELASH J, et al. Minimally invasive esthetic improvement in a patient with dental fluorosis by using microabrasion and bleaching: A clinical report. Journal of Prosthetic Dentistry, 2018: S0022391318300738, 120(3): 323-326.

第七章　儿童预成冠修复技术

第一节　儿童第一恒磨牙金属预成冠修复技术

【目的和要求】

通过本实验，掌握临床上儿童第一恒磨牙预成冠技术的适应证，熟悉儿童第一恒磨牙预成冠技术选冠要点，初步掌握儿童第一恒磨牙预成冠技术的临床操作步骤和基础技术要点，熟悉儿童第一恒磨牙预成冠修复的常见问题。

【实验内容】

1. 学习儿童第一恒磨牙预成冠技术的背景介绍和适应证；
2. 学习儿童第一恒磨牙预成冠选冠要点；
3. 学习儿童第一恒磨牙预成冠技术的临床操作步骤；
4. 学习儿童第一恒磨牙预成冠修复的常见问题。

【实验用品】

1. 混合牙列模型或恒牙列模型；
2. 第一恒磨牙金属预成冠；
3. 高、低速牙科手机、配套车针（如金刚砂车针）、长度测量工具、冠剪、缩颈钳、细砂轮、橡皮轮等；
4. 口腔一次性器械盘、无菌手套、一次性医用口罩、一次性医用帽子等。

【方法和步骤】

1. 背景介绍与儿童第一恒磨牙预成冠技术的适应证

（1）背景介绍：近年来，金属预成冠（preformed metal crowns，PMCs；stainless steel crowns，SSCs）随着其设计、修复技术的不断发展与完善，被较为广泛地运用于儿童口腔临床诊疗中。中华口腔医学会于2019年年底发布了最新的乳牙金属预成冠修复临床操作规范，并从2020年初开始实施此团体标准。由此可见，金属预成冠修复技术是一项需要口腔医学生——未来的口腔医生，认真对待并掌握的重要临床专业技能。目前在国外，金属预成冠技术不仅被广泛应用在乳牙牙体修复上，也逐渐应用于儿童第一恒磨牙牙体缺损的过渡性修复，且金属预成冠技术也愈发成熟。第一恒磨牙金属预成冠主要是指模仿第一恒磨牙形态制作的一种金属预成冠成品，其使用寿命较长，操作较简便，成本效益较好，在儿童第一恒磨牙大面积缺损的过渡性修复中发挥着重要的作用。

（2）适应证：需综合考虑患者短期及长期需求，患者及家属的依从性以及治疗费用等。

1）大面积龋坏、颈部脱矿、夜磨牙、外伤等造成的牙体组织缺损，使用其他牙科充填材料修复失败或可能失败的患牙。

2）考虑到发育或经济因素，需要过渡性修复的患牙，如需要冠修复但是仅为部分萌出的患牙，如牙折需要冠修复的患牙。

3）需要调整咬合或是减缓敏感症状，使用其他治疗措施失败的患牙。

4）发育异常的患牙：包括牙釉质发育不全、牙本质发育不全、磨牙 - 切牙矿化不全等（累及至少两个恒磨牙）。

5）牙髓治疗（如活髓切断术、根尖诱导成形术、根管治疗）中或治疗后的年轻第一恒磨牙修复。

6）等待合适拔除时机的患牙。

2. 儿童第一恒磨牙预成冠选冠要点（图 7-1-1）

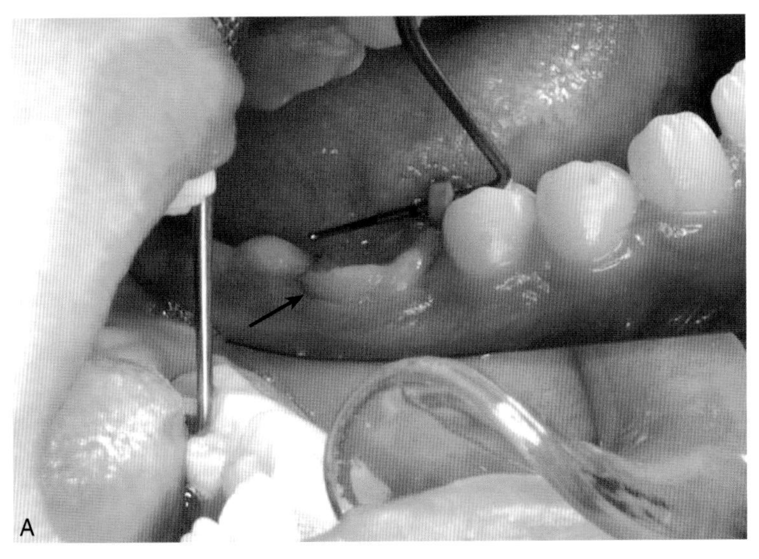

图 7-1-1　选择形态、大小合适的预成冠

A. 用探针在预备之前测量患牙或对侧同名牙的牙冠近远中径

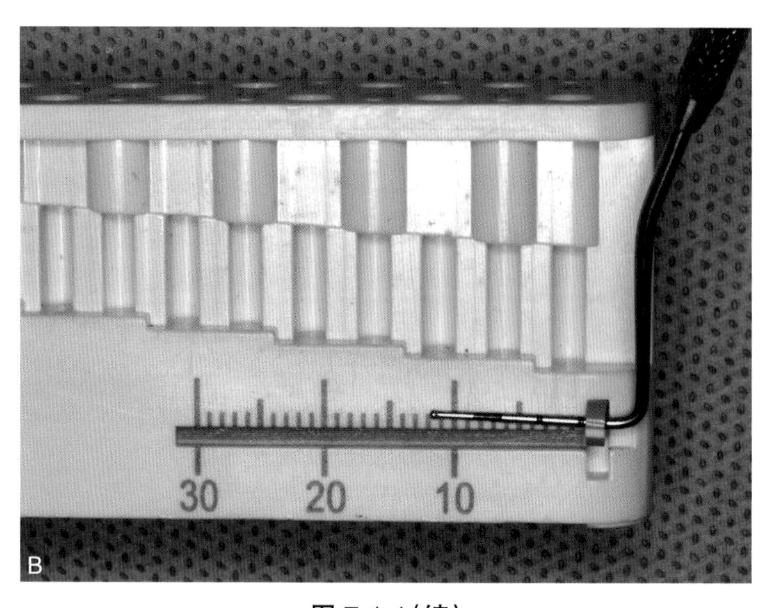

图 7-1-1（续）
B. 确定近远中径数值

3. 牙体预备要点和临床操作步骤

（1）牙体预备

1）𬌗面的预备：选用纺锤形金刚砂车针，分区域预备，尽量保持原有生理外形，预留指示沟而后向整个咬合面延伸，咬合降低 1.5~2.0mm（图 7-1-2）。

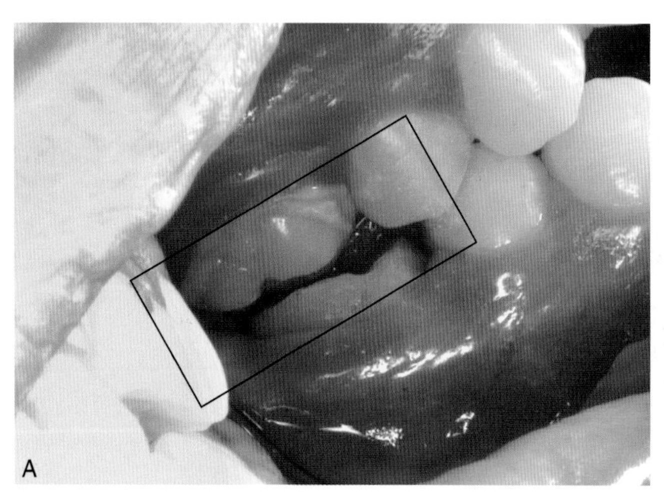

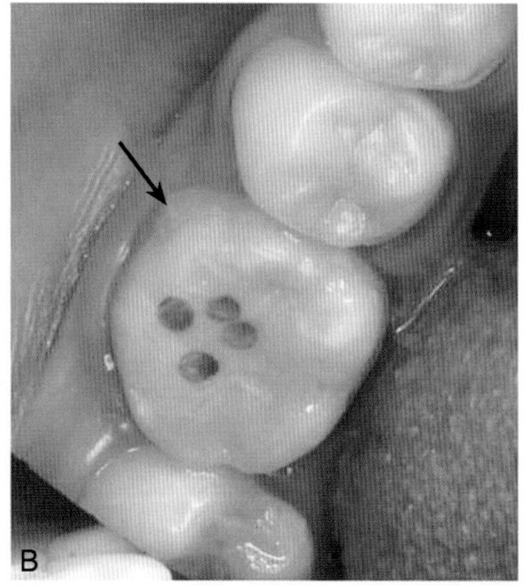

图 7-1-2　𬌗面预备后
A. 𬌗面预备后颊侧观　B. 𬌗面预备后𬌗面观

2）邻面的预备：注意保护邻牙及牙龈。选用锥形金刚砂车针，邻面接触在𬌗龈向和颊𬌗向均匀打开，去除近远中倒凹，制备光滑的羽毛状边缘，不形成肩台；颊舌面一般不预备，仅限于牙冠𬌗 1/3，若颈 1/3 处有突出的隆起或患牙形态异常，也可根据需要进行修整；注意勿破坏邻牙（图 7-1-3）。

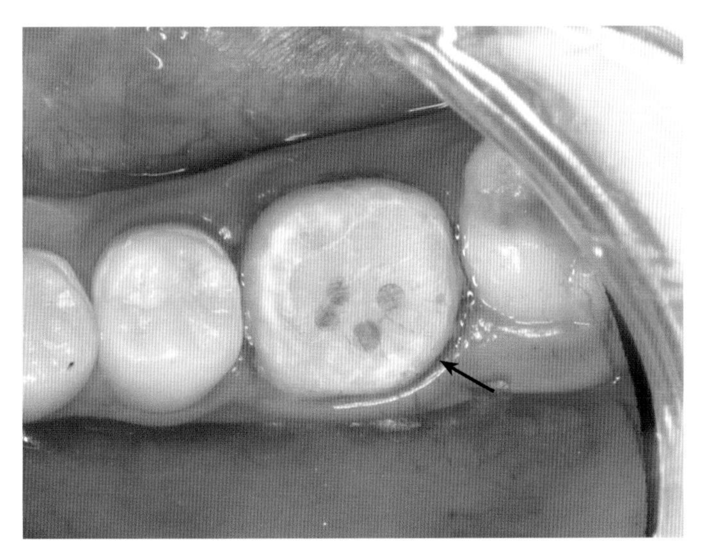

图 7-1-3　𬌗面及邻面预备后

3）牙体边缘修整：修整锐边、轴角等，使其圆钝。

（2）临床操作步骤及技术要点：

1）口腔检查及器械准备：①牙冠选择器材：测量尺；②牙体预备药品及器材：局部麻醉药物，橡皮障，高、低速涡轮手机，纺锤形金刚砂车针，锥形金刚砂车针，柱状金刚砂车针等；③牙冠修整器械：弯剪、冠边缘修整钳、缩颈钳和细砂轮等；④牙冠粘接材料：玻璃离子水门汀；⑤术前准备：a. 对患者全身、口腔颌面部、牙列和患牙等情况进行全面检查，评估其全身和口腔健康状态，记录病历；b. 制订诊疗计划并告知患者及其家属。

2）口腔局麻及防护：建议局麻及橡皮障下操作。

3）牙体预备：①预备前准备：患牙已完成牙髓治疗或牙体初步修复治疗；调𬌗，可采口内模型便于咬合关系的评估；②牙体预备过程：如上，尽可能多保留牙体组织以便更换永久性修复体。

4）选冠：如上。

5）试戴：试戴前需取下橡皮障。试戴时，上颌预成冠从颊侧向腭侧方向施加压力，下颌预成冠从舌侧向颊侧施加压力使其就位；就位后各方向动度

≤ 0.5mm；检查边缘长度、密合度、固位情况、咬合情况；可拍摄殆翼片观察邻面边缘。

6）修整冠边缘：用冠剪修剪预成冠边缘，调整预成冠高度及颈缘形态，使预成冠就位后，冠边缘与龈缘平行，呈连续曲线状，没有直线或锐角，位于龈下 0.5~1.0mm，冠边缘处龈缘颜色正常，不发白；检查密合度、固位情况、咬合情况；用缩颈钳等内收预成冠的颈 1/3，恢复天然牙解剖形态，使牙冠紧密卡抱患牙颈部，冠边缘无悬突；用橡皮轮等对冠边缘打磨抛光，使冠边缘薄而光滑（图 7-1-4）。

7）调殆。

8）消毒：牙冠内外冲洗干净，75% 乙醇消毒预成冠，吹干备用。

9）隔湿：上橡皮障或使用棉卷隔湿，吹干牙面。

10）粘固：使用玻璃离子或树脂改性玻璃离子水门汀，预成冠内放入适量粘接剂，填满冠的 3/4，并使粘接剂覆盖牙冠所有内表面，将牙冠放到基牙上，就位，轻压，待粘接剂凝固达到橡胶弹性时用探针、牙线清除邻面多余粘接剂（图 7-1-5）。

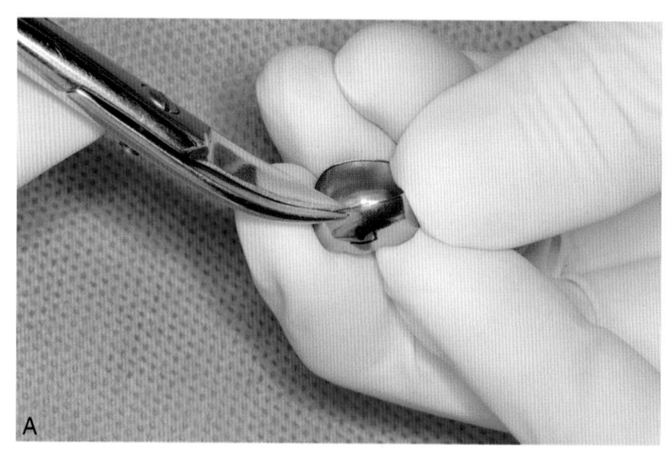
A

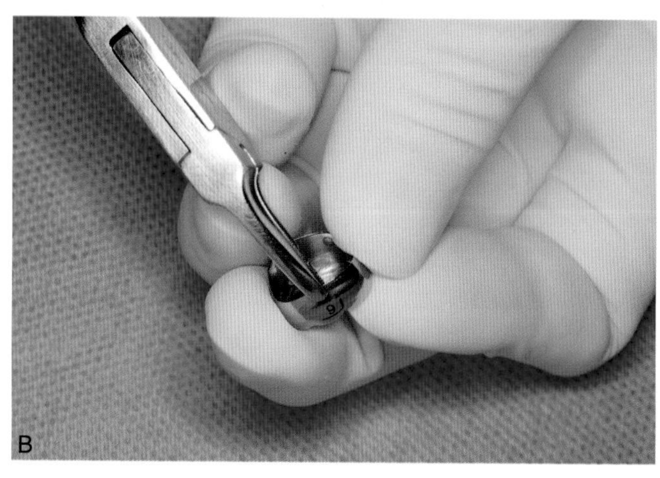
B

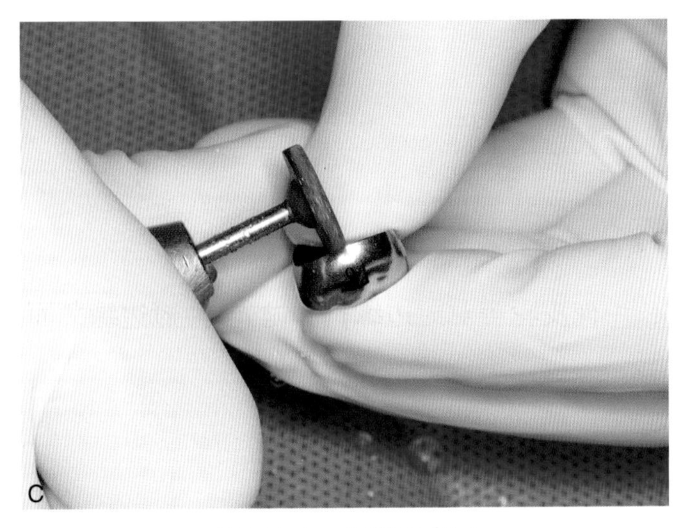

图 7-1-4　修整预成冠

A. 冠剪修剪冠边缘　B. 缩颈钳内收冠边缘　C. 打磨抛光

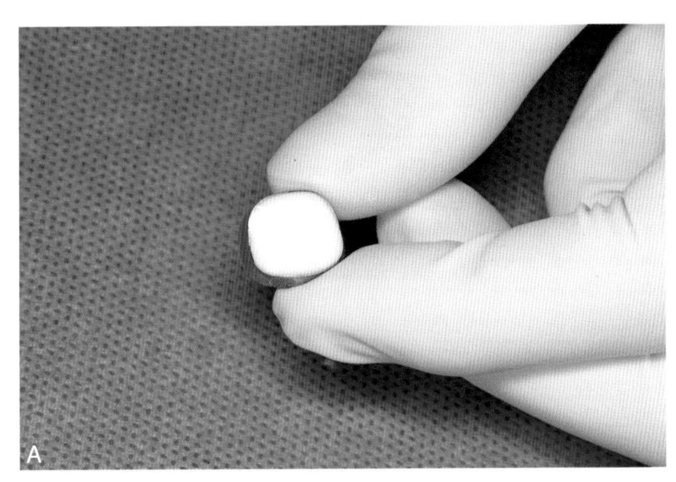

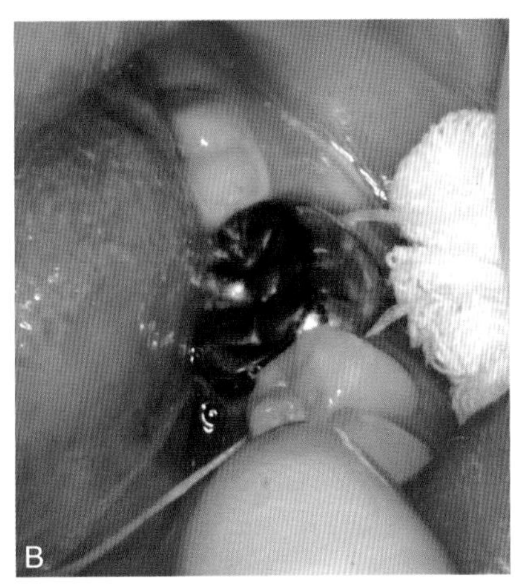

图 7-1-5　粘固预成冠

A. 放入粘接剂　B. 预成冠就位

11）检查：取下橡皮障，用牙线检查接触点，用咬合纸检查咬合，患者满意（图 7-1-6）。

12）医嘱：口腔健康教育，如口腔清洁方式，嘱定期随访。

4. 儿童第一恒磨牙预成冠修复的常见问题

（1）缺点

1）需磨除部分牙体组织。

2）一般作为过渡性修复方式，须嘱患者及时更换为永久性修复。

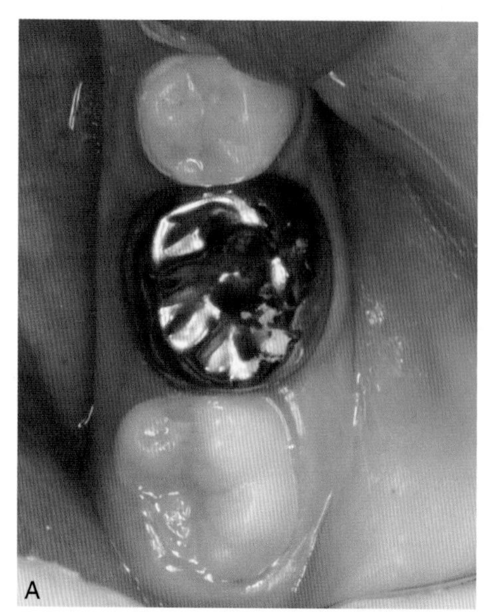

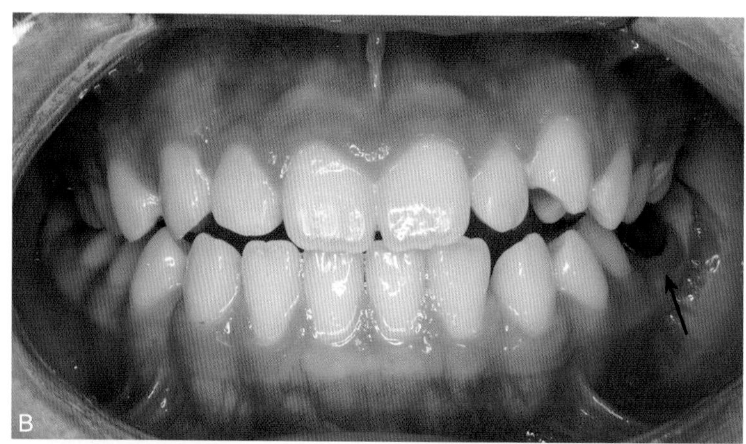

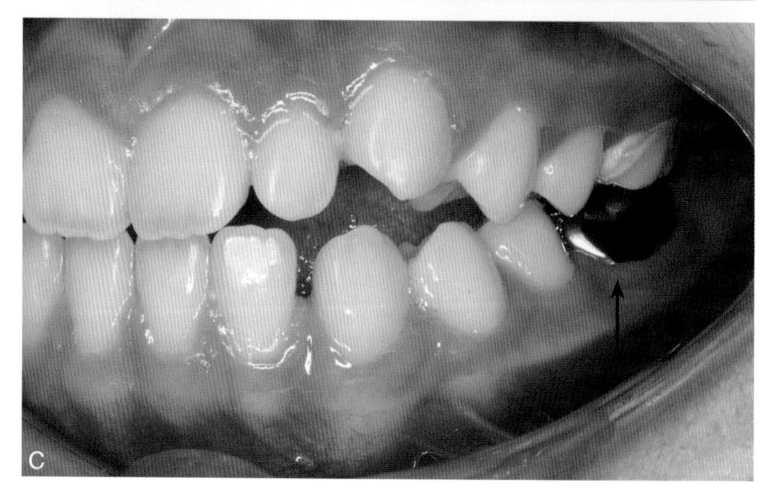

图 7-1-6　术后照

A. 术后殆面观　B. 术后正面观（箭头示）　C. 术后侧面观（箭头示）

（2）修复中的常见问题

1）美观问题:需及时告知患者及家属。

2）试戴过程中,若牙冠过长,牙体存在肩台或异常凸起,会阻碍牙冠的完全就位。

3）牙冠就位后,对比邻牙边缘嵴高度初步确定高度,若牙冠过高,可能存在牙体𬌗面预备不充分;若牙龈大面积发白,则可能是牙冠过长或牙体预备过度。

4）检查咬合的方法:在双侧后牙区放置咬合纸,嘱患儿正中咬合时同时抽取咬合纸,如果双侧咬合纸都不能抽出,提示双侧咬合平衡。

（3）修复后的常见问题

1）牙周问题:如牙龈退缩或牙槽骨吸收,可能是由冠边缘悬突导致的微渗漏、菌斑堆积,残留的粘接剂刺激,冠边缘侵犯生物学宽度等原因造成。

2）边缘继发龋。

3）粘接剂的溶解。

4）冠的磨损或脱落:可能是由冠的尺寸不合适,与牙体组织不密合,容易形变或继发龋等原因造成。

5）过敏:部分患者会有金属过敏现象。

第二节　儿童乳前牙透明冠套修复技术

【目的和要求】

通过本实验,掌握临床上儿童乳前牙透明冠套修复技术的适应证,初步掌握儿童乳前牙透明冠套修复技术的临床操作步骤和技术要点。

【实验内容】

1. 学习儿童乳前牙透明冠套修复技术的适应证。
2. 学习儿童乳前牙透明冠套修复技术的临床操作步骤。

【实验用品】

1. 乳牙列模型。
2. 儿童乳前牙透明冠套。
3. 高、低速牙科手机,金刚砂车针、弯剪等。

4. 酸蚀剂、粘接剂、树脂材料、光固化灯。

5. 口腔一次性器械盘、无菌手套、一次性医用口罩、一次性医用帽子等。

【方法和步骤】

1. 儿童乳前牙透明冠套修复技术的适应证

（1）因龋坏、外伤或牙釉质发育不全等造成大面积缺损的乳前牙。

（2）牙冠变色影响美观的乳前牙。

（3）龋坏面积不大但牙冠颈部大范围变色的乳前牙。

（4）乳前牙Ⅳ类洞、切端缺失或环状龋等造成的牙冠缺损。

2. 操作步骤

（1）牙冠的选择（图 7-2-1）

1）参考对侧同名牙，根据近远中径大小选择合适的预成冠；

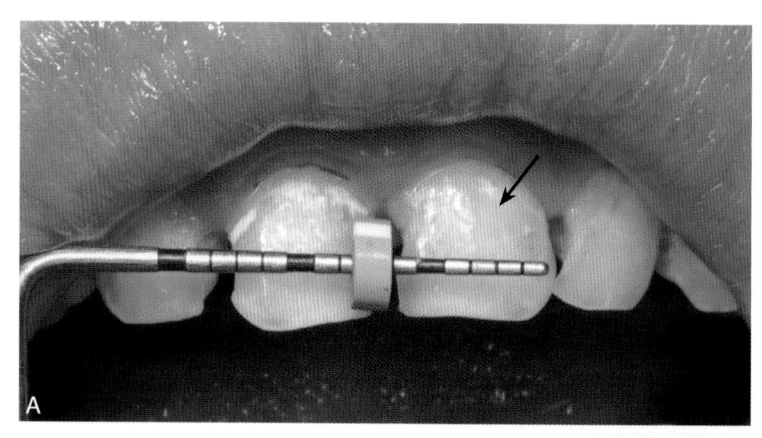

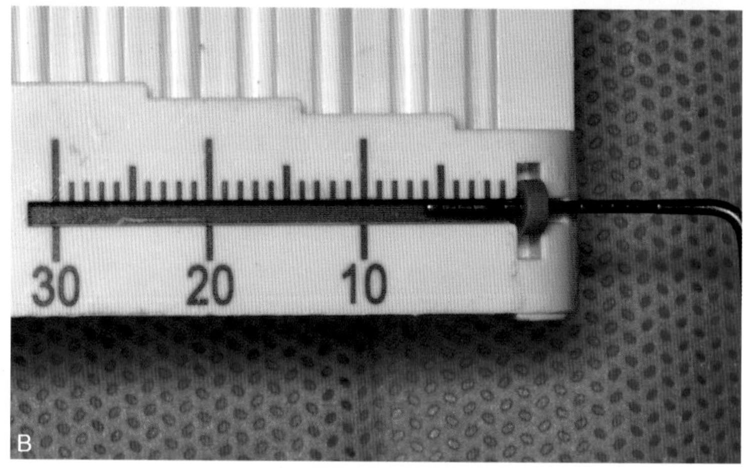

图 7-2-1 牙冠的选择

A. 预备之前测量患牙或对侧同名牙的牙冠近远中径　B. 确定近远中径数值

2）根据可用间隙选择合适的预成冠，若邻接过紧可选择小一号的冠。

（2）牙体预备（图 7-2-2）

1）邻面接触点位置：均匀磨除 0.5~1mm，形成羽状肩台或无肩台，冠边缘位于龈下 0.5mm。

2）唇侧磨除 1mm，腭侧磨除 0.5mm，切端磨除 1mm，中切牙剩余牙体组织为临床冠的 1/2~2/3，侧切牙剩余牙体组织高度至少 2mm，以保证足够的粘接面积和粘接强度。

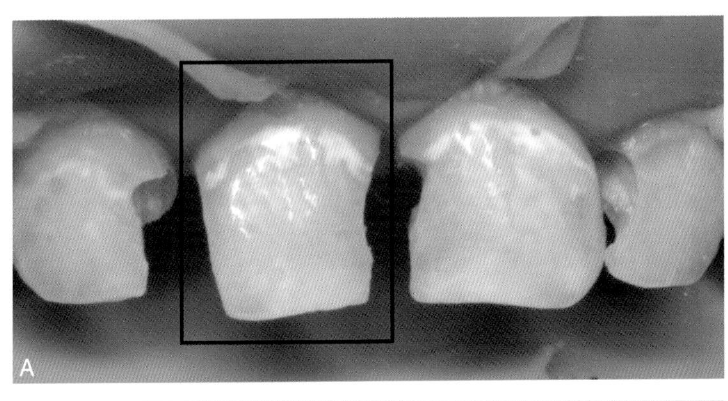

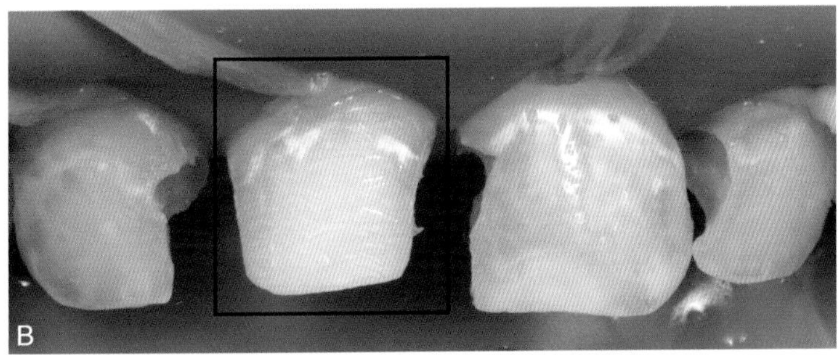

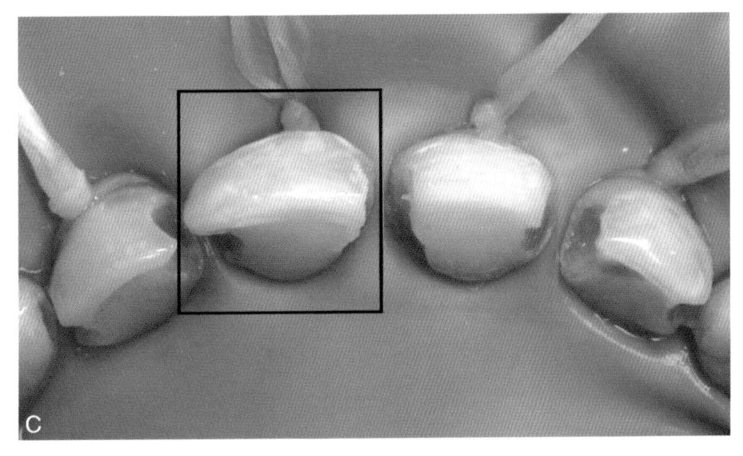

图 7-2-2　牙体预备图

A. 去龋后，预备前　B. 预备后唇面观　C. 预备后切牙𬌗面观

3）牙体边缘修整：修整锐边、轴角等，使其圆钝。

（3）牙冠预备（图 7-2-3）

1）修整冠颈部边缘线，使之与牙颈缘线一致；

2）使用探针在近远中切角制备排溢孔，注意近远中切角的区分。

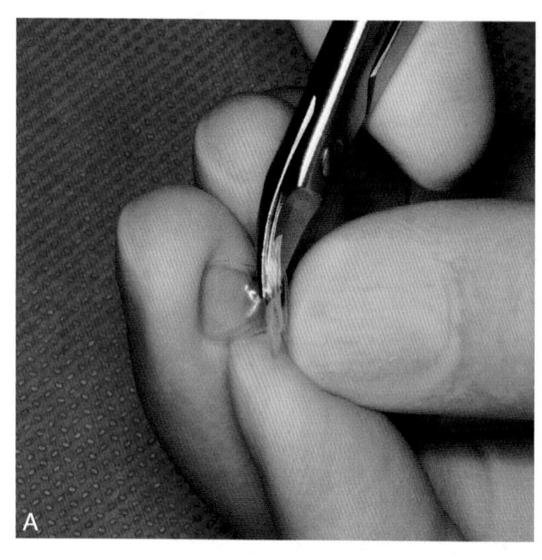
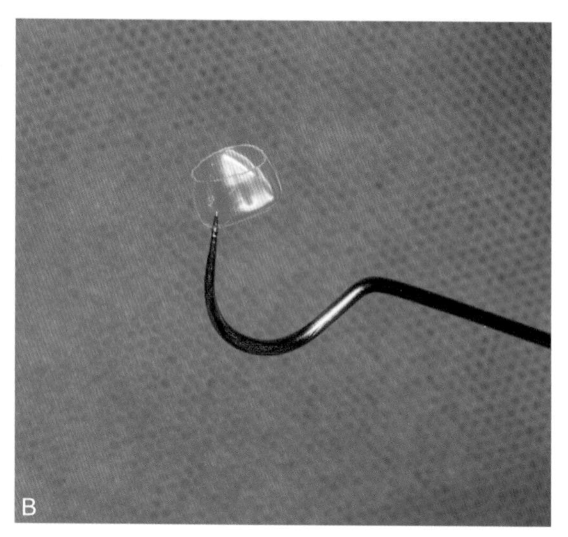

图 7-2-3　牙冠预备

A. 修整冠颈部　B. 制备排溢孔

（4）临床操作步骤

1）口腔检查及器械准备：①药品及器械：局部麻醉药物，橡皮障，牙科手机，金刚砂车针，弯剪，酸蚀剂，粘接剂，树脂材料；②术前准备：a. 对患者全身、口腔颌面部、牙列和患牙等情况进行全面检查，评估其全身和口腔健康状态，记录病历；b. 制订诊疗计划并告知患者及其家属。

2）口腔局麻及防护：建议局麻及橡皮障下操作。

3）选冠及冠预备：如上。

4）牙体预备：去腐备洞，若是深龋需要先垫底，具体同上。

5）试戴（图 7-2-4）：参考邻牙 / 对侧同名牙 / 𬌗平面修整冠边缘，确定切缘位置。

（5）隔湿干燥：上橡皮障或使用棉卷隔湿（本实验不涉及），吹干牙面。

（6）充填修复（图 7-2-5）

1）酸蚀剂（37% 磷酸）处理牙面，涂布粘接剂，光固化；

2）选择与牙齿颜色相近的树脂放入透明冠内，填满冠的 2/3，当牙体缺损较大时可适当增加树脂；牙面上亦可涂布部分树脂。

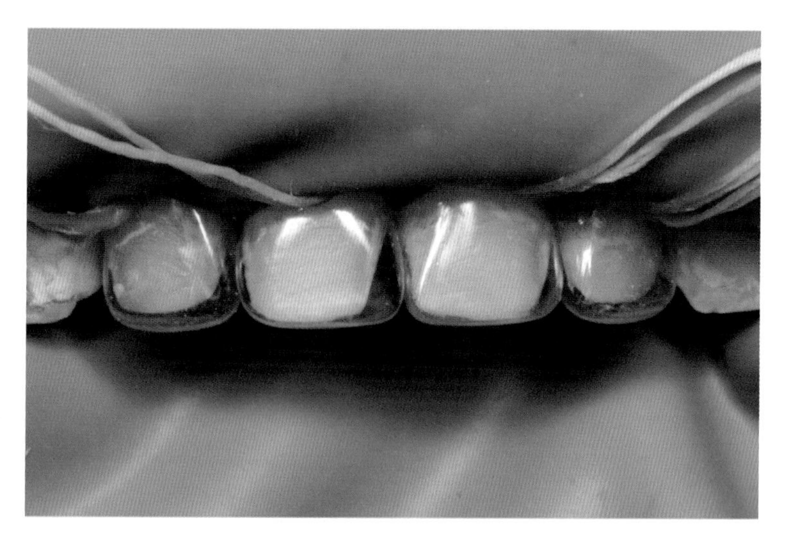

图 7-2-4　试戴唇侧观

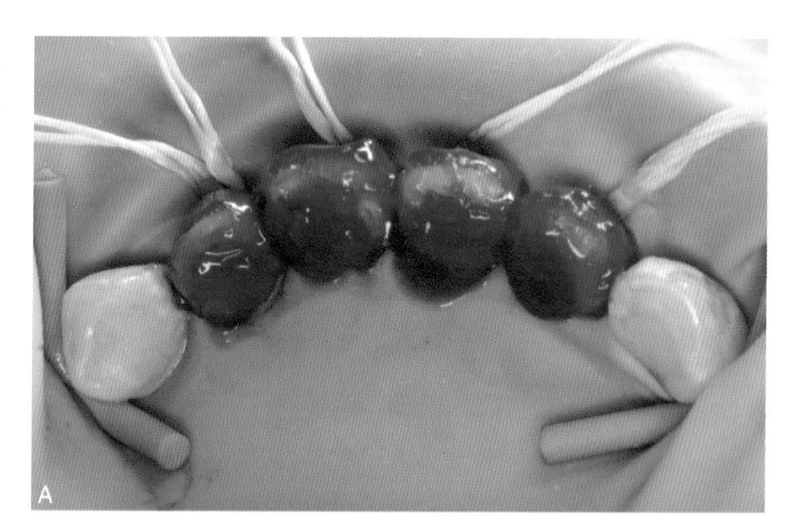

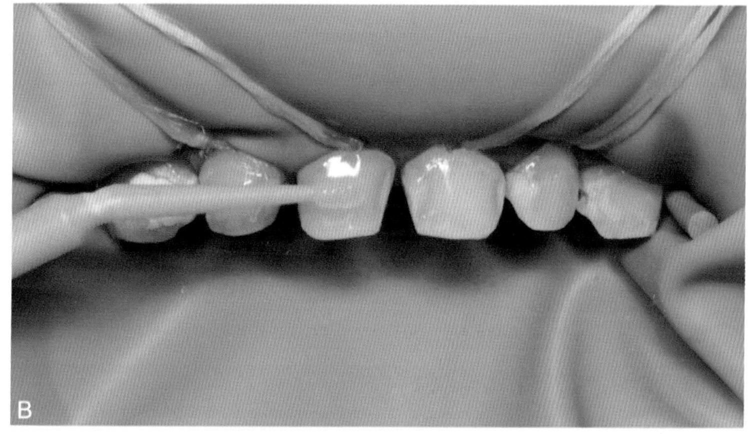

图 7-2-5　充填修复

A. 酸蚀　B. 涂布粘接剂

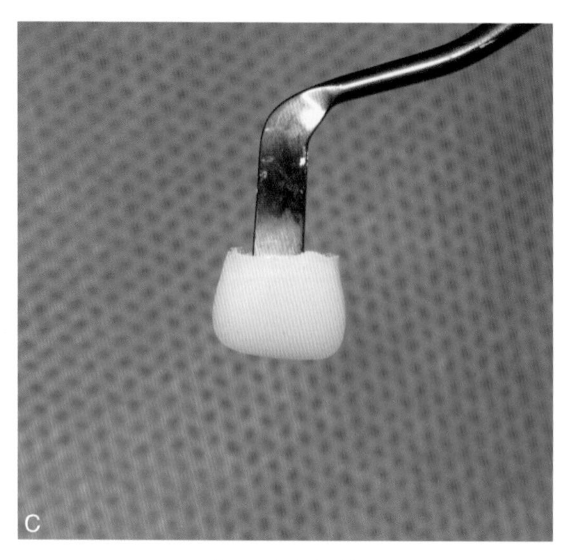

图 7-2-5(续)

C. 透明冠内放置树脂

（7）冠就位(图 7-2-6)

1）将预成冠就位,避免气泡产生;

2）去除排溢孔和龈缘处多余树脂,先光固化 2~3s,待去除多余树脂后再行光固化;

3）注意冠就位后须有树脂溢出;

4）光固化唇腭侧树脂。

（8）去除透明冠,完成修复(图 7-2-7)

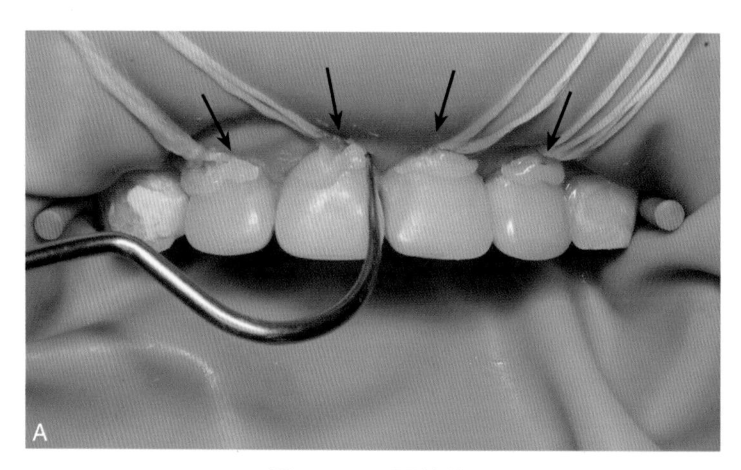

图 7-2-6　冠就位

A. 冠就位后树脂溢出(唇侧观)

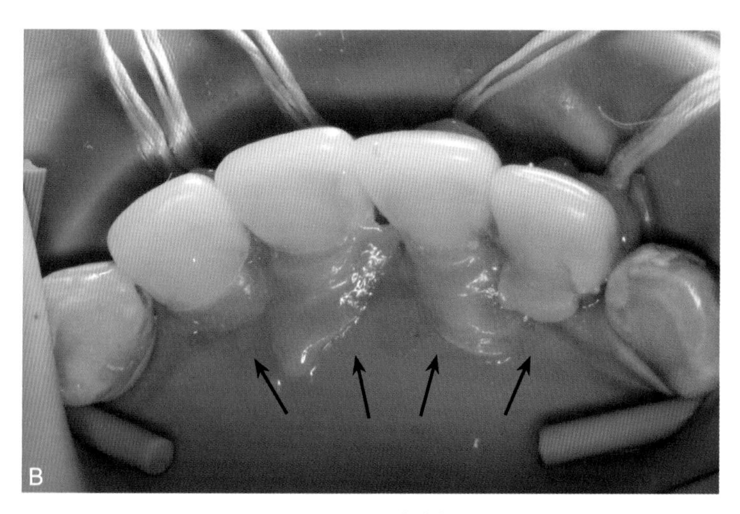

图 7-2-6（续）
B. 冠就位后树脂溢出（腭侧观）（箭头示）

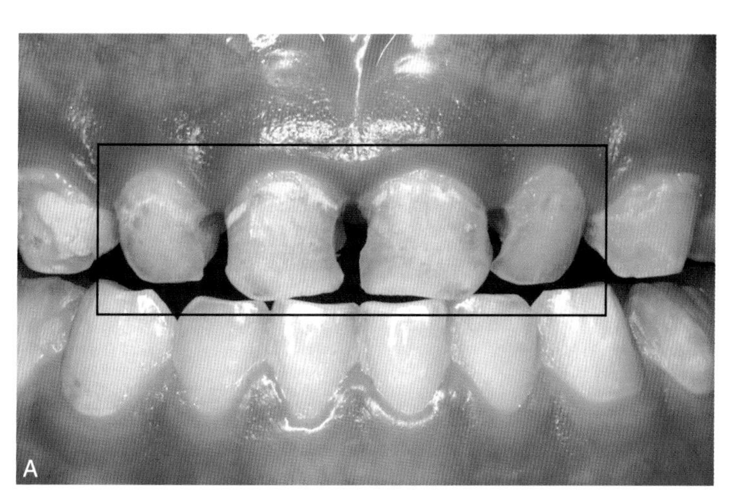

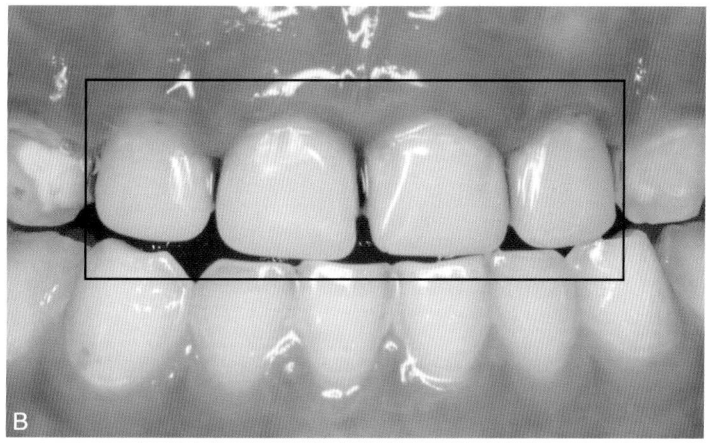

图 7-2-7　治疗前后对比
A. 治疗前对刃𬌗　B. 治疗后对刃𬌗

1）用探针从腭侧去除透明冠；

2）对充填体进行抛光，修整边缘。

第三节　儿童乳磨牙金属预成冠修复技术

【目的和要求】

通过本实验，掌握临床上儿童乳磨牙金属预成冠技术的适应证，初步掌握儿童乳磨牙金属预成冠技术的临床操作步骤和基础技术要点。

【实验内容】

1. 学习儿童乳磨牙金属预成冠技术的适应证。
2. 学习儿童乳磨牙金属预成冠技术的临床操作步骤。

【实验用品】

1. 乳牙列模型。
2. 乳磨牙金属预成冠。
3. 高、低速牙科手机，金刚砂车针，直机头，长度测量工具，冠剪，缩颈钳等。
4. 口腔一次性器械盘、无菌手套、一次性医用口罩、一次性医用帽子等。

【方法和步骤】

1. 儿童乳磨牙金属预成冠技术的适应证与禁忌证

（1）适应证

1）大面积龋坏或多个牙面龋坏，牙髓治疗后导致的牙体折断风险高的乳磨牙。

2）修复失败后需要二次治疗的乳磨牙。

3）牙齿发育异常，如牙本质或牙釉质发育不全，无法使用粘接材料修复的乳磨牙。

4）作为间隙保持器的固位装置。

（2）相对禁忌证

1）对金属过敏的患者。

2）重度磨牙症患者。

3）无法配合操作的患者。

2. 操作流程

（1）牙体预备

1）𬌗面的预备：选用纺锤形金刚砂车针分区域预备，尽量保持原有生理外形，预留指示沟而后向整个咬合面延伸，咬合降低约 1.5 mm；

2）邻面的预备：注意保护邻牙及牙龈，邻面在𬌗龈向和颊𬌗向均匀打开，去除近远中倒凹，制备光滑的羽毛状边缘，不形成肩台；颊舌面一般仅预备牙冠𬌗 1/3；

3）牙体边缘修整：修整锐边、轴角等，使其圆钝。

（2）临床操作步骤及技术要点

1）口腔检查及器械准备

①牙冠选择器材：测量尺；

②牙体预备药品及器材：局部麻醉药物，橡皮障，高、低速涡轮手机，纺锤形金刚砂车针，锥形金刚砂车针，柱状金刚砂车针等；

③牙冠修整器械：弯剪、冠边缘修整钳、缩颈钳和细砂轮等；

④牙冠粘接材料：玻璃离子水门汀；

⑤术前准备：a. 对患者全身、口腔颌面部、牙列和患牙等情况进行全面检查，评估其全身和口腔健康状态，记录病历；b. 制订诊疗计划并告知患者及其家属。

2）口腔局麻及防护：建议局麻及橡皮障下操作（本实验不涉及）。

3）选冠：根据近远中径大小选择合适的预成冠。

4）牙体预备：如上。

5）试戴及修整预成冠：上颌预成冠从颊侧向腭侧方向施加压力，下颌预成冠从舌侧向颊侧施加压力使其就位；冠边缘与牙龈形态一致，位于龈下 0.5~1.0mm，无悬突，冠边缘处龈缘颜色正常，不发白；打磨抛光后检查边缘长度、密合度，固位情况，检查咬合。

6）消毒：酒精消毒，吹干备用。

7）隔湿：上橡皮障或使用棉卷隔湿（本实验不涉及），吹干牙面。

8）粘固：使用玻璃离子或树脂改性玻璃离子水门汀填满预成冠约 2/3，就位，轻压，待粘接剂凝固达到橡胶弹性时用探针、牙线清除邻面多余粘接剂。

9）检查及医嘱：口腔健康教育，如口腔清洁方式，嘱定期随访。

【总结与展望】

儿童冠修复在牙体组织的保护、咬合关系的重建方面均有显著应用前景，文献表明预成冠修复技术较充填技术在此方面表现更为优秀。现如今预成冠种类繁多，其中金属预成冠是一种经典的、使用频率较高的预成冠，其主要运用于对美观要求不高的磨牙修复。近年来，随着人们生活物质水平的提高，美观问题渐渐被人们所重视。为了解决这个问题，在儿童乳牙的修复上，一众美学乳牙冠应运而生。在大面积乳磨牙缺损修复方面，有研究表明美学冠修复不能完全取代普通金属预成冠的作用；在乳前牙修复方面，相较于透明冠树脂修复技术容易色素沉着的缺点，氧化锆冠在美观、牙龈健康、冠保留率等方面拥有一定的优势。

（王国松　邓雅兰）

参考文献

1. American Academy of Pediatric Dentistry. Pediatric restorative dentistry. The Reference Manual of Pediatric Dentistry. Chicago, Ⅲ . American Academy of Pediatric Dentistry, 2020: 371-383.
2. 中华口腔医学会儿童口腔医学专业委员会 . 乳牙金属预成冠修复的临床操作规范 . 中华口腔医学杂志, 2020, 55(08): 551-554.
3. DAVIDOVICH E, SHAY B, NUNI E, et al. An Innovative Treatment Approach Using Digital Workflow and CAD-CAM Part 1: The Restoration of Endodontically Treated Molars in Children. International Journal of Environmental Research and Public Health, 2020, 17(4): 1364.
4. UHLEN M M, VALEN H, KARLSEN L S, et al. Treatment decisions regarding caries and dental developmental defects in children - a questionnaire-based study among Norwegian dentists. BMC Oral Health, 2019, 19(1): 80.
5. DISCEPOLO K, SULTAN M. Investigation of adult stainless steel crown longevity as an interim restoration in pediatric patients. International Journal of Paediatric Dentistry, 2017, 27(4): 247-254.
6. SEALE NS, RANDALL R. The use of stainless steel crowns: a systematic literature review. Pediatric Dentistry, 2015, 37(2): 145-160.
7. KOLEVENTI A, SAKELLARI D, ARAPOSTATHIS K N, et al. Periodontal Impact of Preformed Metal Crowns on Permanent Molars of Children and Adolescents: A Pilot Study. Pediatric Dentistry, 2018, 40(2): 117-121.
8. 田雨婷, 程立 . 儿童第一恒磨牙预成冠修复的临床实践 . 口腔医学研究, 2021, 37(01): 6-10.
9. 陈小贤, 钟洁, 闫文娟, 等 . 树脂冠修复乳前牙的临床效果评价 . 北京大学学报(医学版), 2020, 52(05): 907-912.
10. ALAKI S M, ABDULHADI B S, ABDELBAKI M A, et al. Comparing zirconia to anterior strip crowns in primary anterior teeth in children: a randomized clinical trial. BMC Oral Health, 2020, 20(1): 313.

11. Guideline on Pulp Therapy for Primary and Immature Permanent Teeth. Pediatric Dentistry, 2016, 38(6):280-288.
12. SCHMOECKEL J, GORSETA K, SPLIETH C H, et al. How to Intervene in the Caries Process: Early Childhood Caries - A Systematic Review. Caries Research, 2020, 54(2):102-112.
13. AIEM E, SMAÏL-FAUGERON V, MULLER-BOLLA M. Aesthetic preformed paediatric crowns: systematic review. International Journal of Paediatric Dentistry, 2017, 27(4):273-282.
14. 陈宸，田雨婷，程立，等. 儿童第一恒磨牙大面积缺损永久修复时机的考量和展望. 国际口腔医学杂志，2021，48(02):129-134.

第八章　口腔健康教育与促进——社区与学校的健康教育

【目的和要求】

1. 掌握口腔健康促进与口腔健康教育的内涵。
2. 掌握口腔健康教育的计划、实施和评价。
3. 熟悉口腔健康促进的组成、任务和途径。

【实验内容】

要求学生从以下两项实验中任选其一完成：

1. 以小组为单位根据计划模型（PPM）步骤设计一份口腔健康教育项目的计划，完成项目计划书。

2. 以小组为单位前往社区或学校完成一次口腔健康教育活动，完成项目总结。

【背景知识】

1. 口腔健康教育与促进的理论模型　WHO建议在启动公共口腔健康项目时，以预防为导向，以预防和健康促进为优先行动领域。口腔健康教育与促进，旨在通过传授信息，提高大众口腔健康知识的知晓率，培养健康的饮食习惯和良好的口腔健康行为。最为重要的是在个人、家庭、社区和社会等多层面同时采取干预措施来改变行为。

如何将口腔专业医师已有的丰富口腔知识和临床经验转化为针对大众的疾病预防和健康促进的有效措施是口腔健康教育与促进活动中的一大难点。有研究表明，使用行为医学相关理论或模型的干预措施更容易改变受众群体的行为方式。

（1）行为医学及行为模型在口腔中的运用：行为医学是指与健康和疾病相

关的社会心理、行为和生物医学知识的集合,及在预防、诊断、治疗等方面的应用。行为医学强调个体因素和更广泛的环境因素之间的关系。在口腔领域,行为医学的适用范围从了解基本生物行为机制的研究工作到口腔健康促进的临床诊断和干预。

行为医学包括行为模型和行为变化理论。相比于以过程为导向的行为变化理论,行为模型倾向于解释导致特定行为的心理因素,更具有临床诊断性。行为模型为理解并实现行为的产生、维持、改变提供了理论依据。

口腔医学研究中常用的行为模型和理论包括健康信念模型、计划行为模型、社会认知理论等。行为模型的"适宜性"对于口腔健康教育与促进的效果十分重要,应根据受众人群特点及研究目的,选择正确的行为模型,并在模型的指导下选择正确的干预措施。

(2)规划模型:规划模型是指减少某一特定疾病的整个健康促进活动的组织框架,用于指导实践者应该使用哪些理论,何时使用、如何应用理论。

Precede-proceed 计划模型(precede-proceed model,PPM)是规划模型中使用最广泛的模型之一,是一种通过计划、实施和评价健康促进项目,在降低社区发病率和死亡率方面取得实质性进展的社会生态模型。Precede 代表教育/环境诊断和评价中的诱发、强化和激活结构,对应步骤 1- 步骤 4(图 8-0-1);proceed 代表教育和环境发展中的政策、法规和组织结构,从步骤 5 开始(图 8-0-1)。

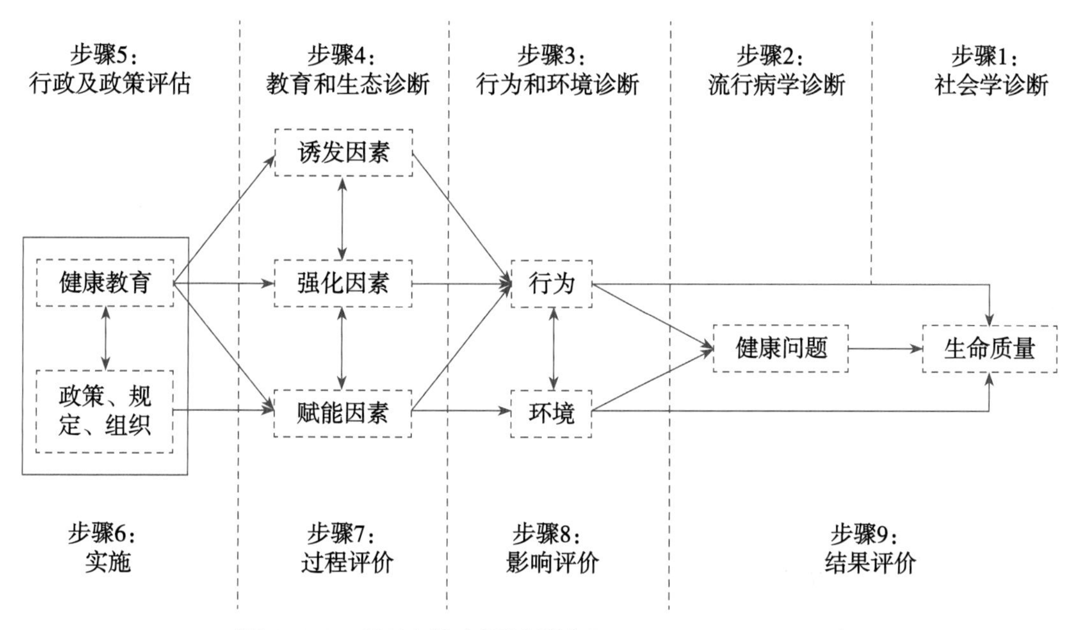

图 8-0-1 PPM 的主要流程(Crosby & Noar,2011)

PPM 是在考虑影响行为和环境的多种社会因素后，从结果入手的一种健康教育模式。如图 8-0-1 所示，箭头显示步骤间的因果关系，步骤编号方向与箭头方向相反，表明需要“向后”规划——PPM 引导程序计划者首先思考期望的最终结果，并从最终目标开始规划，产生次级目标和子目标。以结果为导向，这是 PPM 的特点之一。

PPM 是一种促进健康的生态方法，其基本假设建立在行为复杂性和多维病因的原则上，即一个人所处环境的所有方面，包括这个人自己的认知、技能和行为，都被视为潜在的干预目标。PPM 为行为改变理论的选择和使用提供了指导。较多研究已证实了 PPM 模式在不同地区、不同人群的口腔健康教育与促进中的效果。

（3）认知行为疗法（cognitive behavioral therapy，CBT）：认知行为疗法是一种常用于焦虑治疗的结构化心理治疗方法。主要包括行为分析、心理教育、环境暴露、认知重建、自信技巧和家庭练习等六方面。

近年来 CBT 在口腔医疗方面应用较多。CBT 及其相关的行为疗法可显著降低患者在口腔医疗时出现的焦虑。同时，在治疗颞下颌关节紊乱和灼口综合征引起的疼痛方面，常比普通的治疗方法疗效更好。

（4）动机性访谈（motivational interviewing，MI）：动机性访谈是一种改变或强化个人自身动机的询问方式，分为行为改变模型和行为治疗 / 干预两大类。

MI 是目前管理不良口腔健康行为最常见的心理干预措施。MI 可有效改善患者口腔健康。例如，有研究显示，MI 作为牙周治疗的辅助干预措施，会对口腔相关的心理因素（即自我效能）及临床牙周指数（菌斑、牙龈出血等）产生积极的影响。

行为干预已被越来越多地应用于口腔临床治疗及口腔健康教育与促进中。但其应用仍十分有限，尤其是在针对特殊人群的口腔健康指导时。各种行为模型的适宜性、有效性和时效性、在口腔健康行为理解、改变中的应用等方面仍需更进一步的探索。必须指出的是，了解目标受众是任何健康促进及教育活动的第一步。在不同口腔教育环境，需要根据受众群体的特点，选择适宜性更高的行为模型并适当优化改良后应用。

2. 社区口腔健康教育　社区是指若干社会群体（家庭、氏族）或社会组织（机关、团体）聚集在某一地域里所形成的一个生活上相互关联的大集体。社区是社会的基本单元，是社会治理、社会活动开展的基础。社区卫生服务是以健康为中心，以社区人群为对象，以家庭为单位，提供的以基层医疗保健为主要内容的融入了许多社会服务措施的综合性服务。社区口腔健康教育与促进是当前社区卫生服务的重要组成部分，也是预防口腔疾病、提高全民口腔健康水平最有效的方法。

社区为家庭建立示范，而家庭环境可能是家庭成员口腔健康的重要决定因素之一。家庭是社区的基本功能单位，每个家庭的所有成员相互影响，有着相同的健康知识水平及相似的饮食、卫生习惯。社区可通过建立家庭健康档案，以家庭为单位管理，并予以针对性的口腔健康宣教。

社区口腔健康教育与促进应像学生的口腔健康课程一样正式化、结构化，如设计并分发宣传册、广告牌、宣传公告等，而不是孤立的、松散的。社区可成立口腔健康服务中心，建立以口腔保健为基础的口腔健康管理体系，建设社区人群口腔健康档案，多途径、多重点地开展相关宣教工作。例如：定期举办口腔健康教育讲座及宣传活动（图 8-0-2），使用口腔健康宣传手册、宣传栏等多种宣传形式，为重点人群提供口腔健康知识及口腔保健指导。社区可根据不同地区、不同年龄的人口特点，制订因地制宜的健康教育方案。

根据 PPM，健康教育工作的主要目标是诱发和加强保护因素。高度互动的口腔健康教育可以建立必要技能以保证口腔保健行为的实施，而反复循环的练习和行为矫正可以保证口腔保健行为的维持。因此，社区口腔健康教育与促进的实施，应在保证互动性的前提下，尽量反复多次进行。

3. 学校口腔健康教育　儿童口腔健康教育与促进，是一项由政府主导，由口腔医疗保健单位指导的在社区、学校、家庭等多方合作参与下完成的儿童口腔保健工作。

20 世纪 90 年代，世界卫生组织认识到教育和健康之间的内在关系，提出了“健康促进学校（health promoting schools，HPS）”的概念，强调了健康与教育的内在联系。作为儿童学习生活时间最长的场地之一，学校是实施儿童口腔保健干预、完成儿童口腔健康教育与促进的最佳场所。

以理论为基础改善口腔健康行为，可替代传统的儿童口腔健康促进方法。强大的理论基础会增强口腔健康行为的干预效果，针对不同行为发展阶段、具有不同认知能力的个人应提供个性化的健康教育方法。因此，适用于成人的行为模型和行为改变理论并不一定完全适用于儿童，还需根据儿童人群的特殊性进行改良和优化。

如何实现儿童口腔保健行为的可持续性是儿童口腔健康教育与促进的最大挑战，重复和强化是维持青少年的新习得行为的主要方法。因此，需要父母积极参与到健康教育计划中，在日常生活中起到协助监管、强化健康行为的作用。同时，学校应提高口腔保健意识，定期、持续开展适宜的口腔健康教育与促进活动（图 8-0-3），采取多元化的口腔健康教育方式，以保证口腔保健行为的形成与维持。

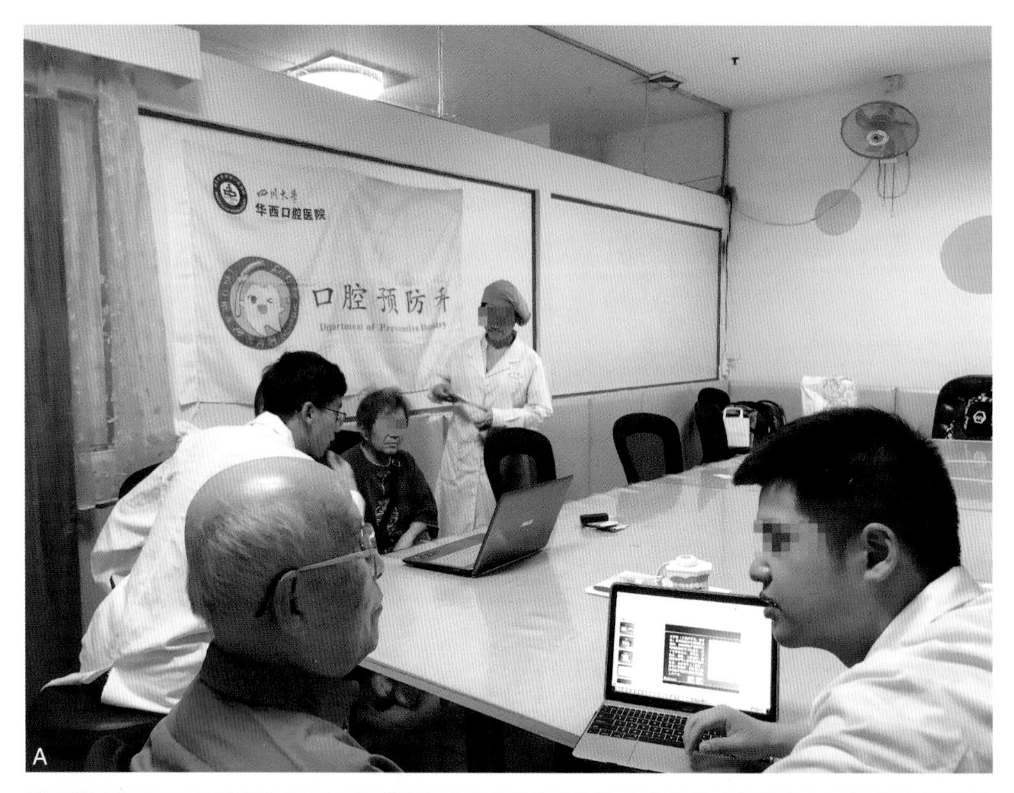

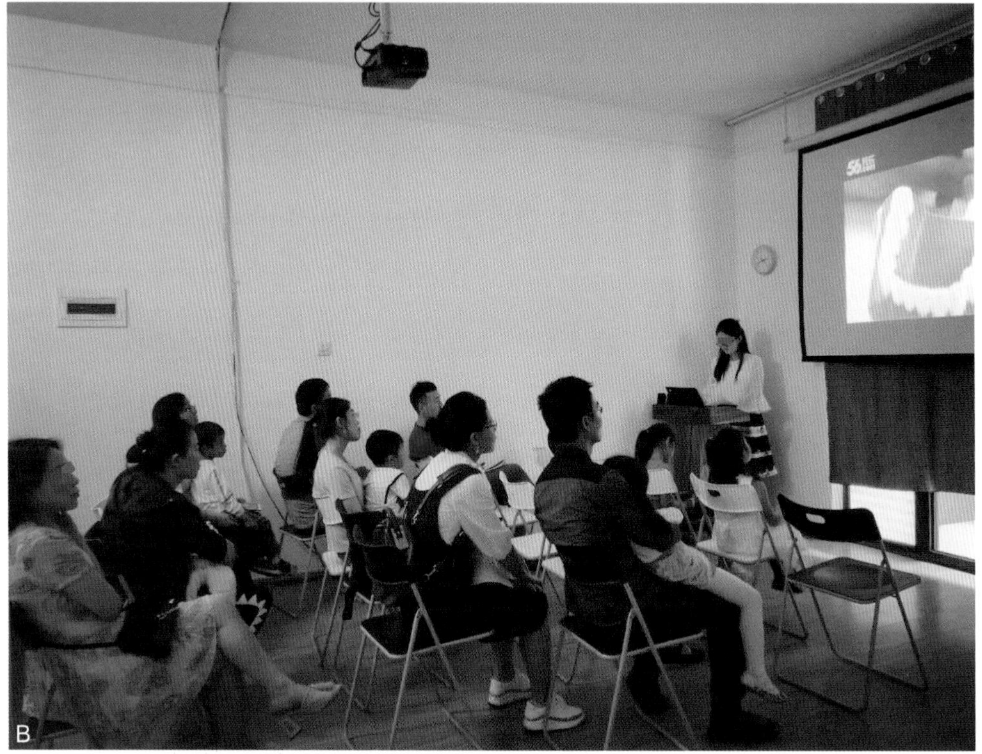

图 8-0-2　口腔专业人员在社区进行口腔健康教育
A. 口腔医生讲解口腔保健知识　B. 口腔医生在社区进行口腔宣教

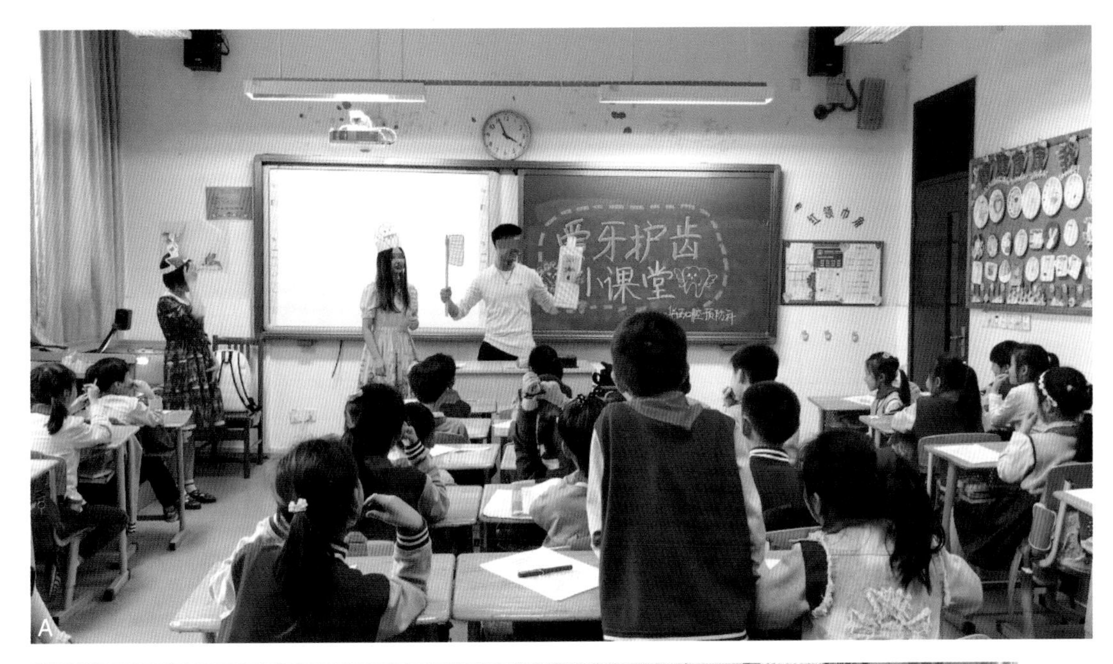

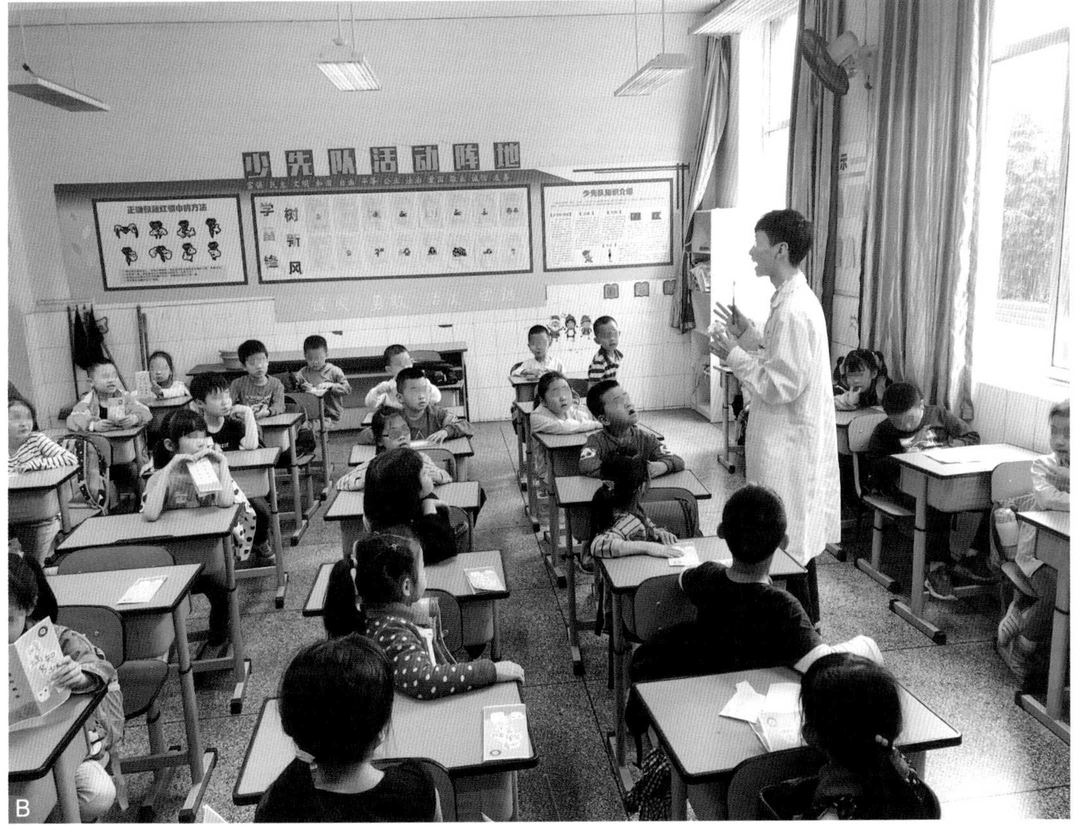

图 8-0-3 口腔专业人员在学校进行口腔健康教育

A、B. 口腔医生进行口腔宣教

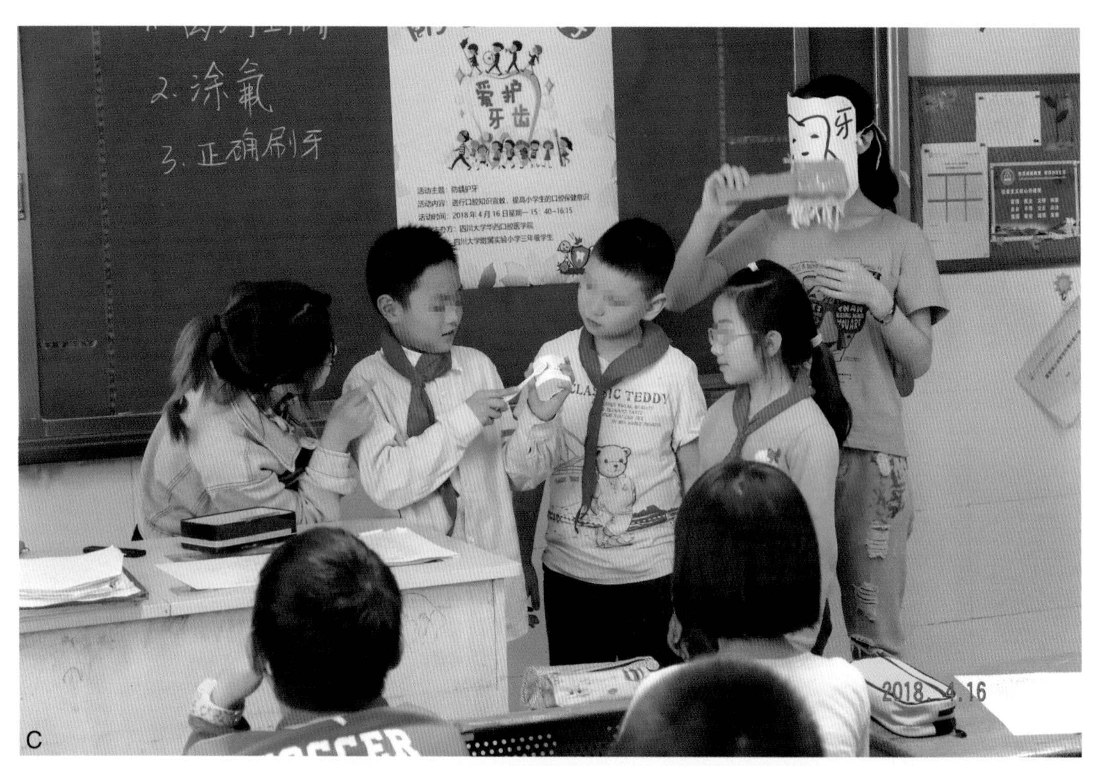

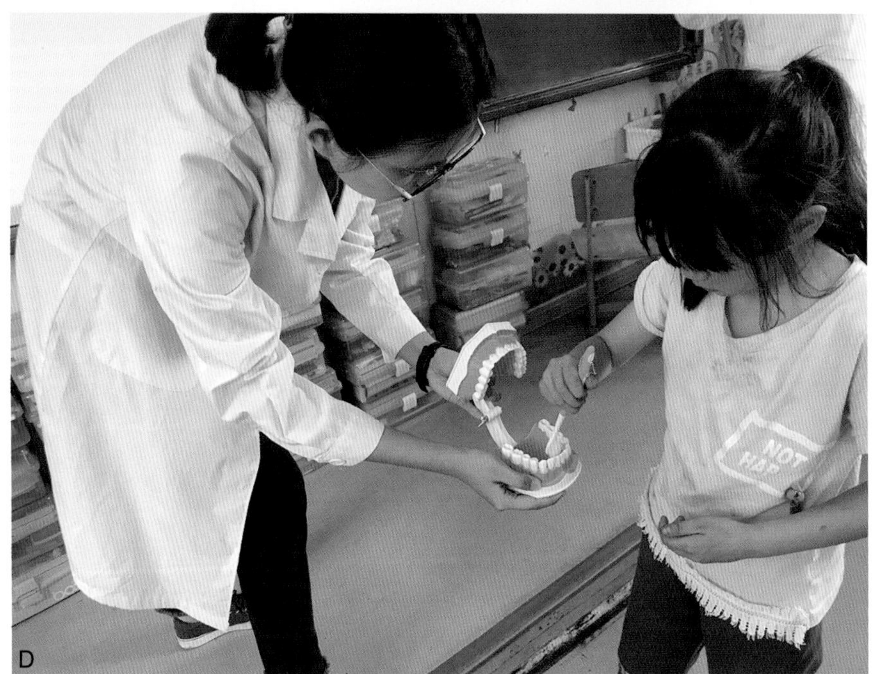

图 8-0-3(续)
C、D. 孩子们学习刷牙方法

【方法和步骤】

1. 根据 PPM 步骤设计一份口腔健康教育项目的计划　要求学生以 4~5 人为一小组，以小组为单位，通过小组讨论、文献查阅或实地调查等方法，根据 PPM 设计一份完整的口腔健康教育项目的计划，并根据模板完成计划书，进行课堂汇报。

具体操作步骤如下：

（1）由教师讲解 PPM 及口腔健康教育计划的重点。

（2）小组讨论确定项目目标人群：了解目标人群是所有健康教育与促进计划最重要的一步，针对不同目标人群的口腔健康教育项目的侧重点及目标均有所不同。例如：社区口腔健康教育常以老年人群为重点目标人群，而学校口腔健康教育的目标人群通常为儿童。

（3）小组讨论确定项目最终目标：PPM 要求计划者首先确定计划希望取得的最终结果，即项目最终目标。最终目标应根据项目目标人群的特征确定（表 8-0-1）。

针对不同行为发展阶段、具有不同认知能力的个人应提供个性化的健康教育方法。因此，适用于成人的行为模型和行为改变理论并不一定完全适用于儿童，还需根据儿童人群的特殊性进行改良和优化。

表 8-0-1　社区和学校口腔健康教育项目最终目标的区别

	社区口腔健康教育	学校口腔健康教育
目标人群	老年人群等	儿童及其父母
人群特点	已具备固定的口腔保健模式	口腔保健模式尚未形成
项目侧重	改变固有的口腔保健模式 促进口腔保健行为的实施	培养口腔健康意识 促进口腔健康知识的转化
最终目标	提高社区居民生活质量	提高儿童口腔健康状况

（4）社会诊断：小组成员通过查阅文献或前往实地调查，完成社会诊断，确定目标人群的主要健康问题。

（5）流行病学诊断：小组讨论完成流行病学诊断，制订本次计划可衡量的、有时限的、与健康有关的次级目标。

（6）行为和环境诊断：小组讨论确定相关的行为因素和环境因素，完成行为和环境诊断，确定针对各因素的子目标。

（7）教育和生态诊断：小组成员在充分考虑各因素的基础上，为上一步确定的每个子目标制订口腔健康教育的策略和方法。

（8）行政和政策评估：小组成员与有关部门沟通、协调，评估并募集可用于实施计划的资源。

（9）制订计划实施方案：结合已确定的目标及策略，在考虑可利用资源、经费预算等多方面因素的同时，小组讨论制订具体实施方案。

计划实施方案可根据“4W 原则”制订：

1）Who：即活动负责人、执行人，及在活动现场协调配合的当地工作人员；

2）Where：活动地点；

3）When：活动时间即具体日程安排；

4）What：具体活动内容。

（10）建立评价机制：项目评价是贯穿任何健康教育与促进计划的主线，应包括过程评价、影响评价和结果评价三部分。

1）过程评价：计划实施情况的监控和校正反馈，应在项目结束前持续进行。

2）影响评价：确定干预措施是否达成了最终目标下属的次级目标及子目标。

3）结果评价：患病率变化、持久的行为改变等长期指标，是对整个健康教育与促进计划的最终衡量，需经过长期的考察。

项目计划书示例：

×× 社区（学校）口腔健康教育项目计划书

一、项目组成员及分工

项目成员	成员分工
张三	组长，负责统筹规划及项目汇报
李四	负责文献查阅、讨论记录等
……	……

二、项目目标人群及其特征

1. 目标人群 ×× 中学全体 12~15 岁学生及其父母

2. 目标人群特征

（1）12~15 岁学生：青春期青少年产生口腔健康行为的动机倾向于从认知转向情感。青少年对健康的重视程度不高，仅基于健康知识的干预收效甚微，但他们更在意自己的外在形象与社交。因此，青少年的口腔健康教育的重点应放在口腔健康带来的社会影响上,而不仅是口腔健康对全身健康的重要性……

(2)学生父母:家庭是健康教育活动中最重要的参与部分之一。在幼儿时期,父母是孩子保健行为的主要来源。在青春期,尽管同伴带来的影响有所增加,但父母的影响仍不可忽视。父母口腔保健知识的缺乏是促进儿童口腔健康的障碍。因此,针对儿童的口腔健康教育受众也必须将父母纳入其中……

三、项目最终目标

1. 目标人群的口腔健康教育现状及需求

研究显示,龋病是儿童最常见最高发的口腔疾病,目前较多儿童健康教育工作将重点放在了儿童龋病控制上。

前期调查发现,×× 中学 12~15 岁学生患龋率为 46.1%,高于第四次全国口腔健康流行病学调查结果(12~15 岁青少年患龋率 41.9%),且因龋出现牙齿疼痛等症状的现象较为普遍。

环境调查显示,该校尚未开展统一的健康教育课程,未行相关口腔健康知识的宣教及普及工作。

2. 项目最终目标

提高 ×× 中学全体学生口腔健康状况

四、项目计划(依据 PPM 制订)

步骤	举例
1. 社会诊断 (确定主要健康问题)	多数学生刷牙方法不正确,且未执行使用牙线等预防措施
2. 流行病学诊断 (制订可衡量、有时限、健康相关的次级目标)	2021 年该校全体学生新发龋率减少 10%
3. 行为和环境诊断 (确定关键的行为因素和环境因素)	①行为子目标:6 个月内牙线使用率提高 20% ②环境子目标:6 个月内口腔预防宣教海报覆盖率增加 50%
4. 教育和生态诊断 (考虑各因素,为每个子目标制订策略方法)	①行为子目标计划:举办“健康口腔”宣教活动,开展预防保健课程,推广巴氏刷牙法牙线使用 ②环境子目标计划:组织志愿者于学校人流较多处,如食堂门口、校门口等,张贴宣教海报、分发宣传册
5. 行政和政策评估 (评估可用于实施计划的资源)	与 ×× 中学的校长及老师沟通协调,在其配合下,利用学校的教室举办口腔宣教活动

续表

步骤		举例
6. 制订计划实施方案（起草并确定项目具体实施流程）		① Who：活动总负责人：张三　活动执行人：张三、李四…… 活动监督人员：×× 老师 ② Where：×× 中学阶梯教室 ③ When：2021 年 5 月 11 日，具体日程略 ④ What：口腔常见疾病——龋病、牙周病的病因、临床表现、预防措施（巴氏刷牙法、牙线使用）等，具体略
7. 建立评价机制	过程评价（监控并反馈项目进度和变动）	“健康口腔”宣教活动是否顺利举办？ 目标受众是否接触并了解了宣教内容？
	影响评价（评估是否达到行为环境子目标）	①口腔宣教海报覆盖率增加了吗？ ②牙线使用率是否有提高？
	结果评价（评估是否具有预期的公卫影响）	2021 年，该校全体学生新发龋率是否减少了 10%？

2. 前往社区或学校完成一次口腔健康教育活动　要求学生以 3~4 人为一小组，以小组为单位前往某一社区或学校完成一次口腔健康教育活动，并以幻灯形式进行项目总结，完成课堂汇报。

（1）由教师讲解口腔健康教育活动实施的注意事项。

（2）小组讨论确定口腔健康教育活动的目标人群及工作目标。工作目标应依据前期目标人群的特征及前期调查或文献查阅的结果确定。

（3）场地选择：小组成员与社区或学校相关部门工作人员对接，确定实施地点及时间。

口腔健康教育与促进计划的实施场地，应根据其受众人群分布、最终目标及子目标、便利性等多因素共同考虑。

1）受众人群：应尽量选择受众人群聚集或分布较为集中的区域开展健康教育与促进项目，以最大程度提高受众面积。例如：受众人群是老年人，那应该在敬老院分布较密集或老龄化较为严重的社区开展口腔健康教育与促进活动。

2）最终目标及子目标：应根据计划中确定的最终目标和子目标选择活动场地，以达到最佳的活动效果。例如：以提高社区群众生活质量为最终目标的口腔健康教育与促进计划，选在远离口腔医院的远郊社区，比选在口腔医院附近社区，活动效果更好。其根本原因在于远郊社区的口腔医疗不便利性，使得其口腔相关疾病的诊疗率较低，社区群众的口腔卫生状况的基线水平更低，口腔健康知识的普及率更低，对口腔医疗的需求更高，活动的宣传效果、关注度、有效率更易提高。

3）便利性：当口腔健康教育与促进活动需要较大量的人力、物资前往活动现场时，应尽可能选择交通更为便利的社区，以便于人员和物资的运输。同时，活动实施前应与社区相关负责人协商沟通，以获得他们的支持与配合，因此活动实施应尽量选在社区工作人员配合度高、社区支持力度大的地区，以达到更好的宣传力度及健康教育与促进效果。

口腔健康教育实施场地的选择，不应仅凭某一单一因素简单决定，而应在综合考虑多方面因素后选择最适合的活动场地。但多方面因素在一定程度上可能会有些许冲突，如更易获取较好效果的远郊社区可能在交通上不利于物资运输，因此应根据实际情况优先满足更侧重的部分，或根据实际情况调整总计划。

（4）前期准备：小组成员应在计划正式实施前，完成相应的物资准备、人员培训及基线调查等准备工作。

1）物资准备：计划实施前需准备相关材料及辅助用具，如相关教材等书籍，辅助健康教育的模型、幻灯、视频、图片等，同时应提前在实施地点张贴宣传海报，便于相关口腔健康知识长期、快速、直观地普及。

2）人员培训：应对执行计划的小组成员或口腔从业人员进行统一的规范化培训。

3）基线调查：基线调查是指为了解研究对象的基础状态或研究开始阶段的情况而进行的调查，其目的是为以后活动方案的制订和展开提供基础资料。同时便于对比已完成项目活动的效果评价。

（5）现场准备：小组成员应提前前往实施地点，完成现场准备工作。

例如：对场地进行布置，检查并试用相关设施设备，确保设施设备的正常运行等。同时，应与现场负责的社区工作人员联系，确认活动流程、要求及参与人员人数、名单等。

（6）计划执行：小组成员根据计划安排开展口腔健康教育活动。

活动过程中小组成员应有专人负责维持现场秩序、拍照记录等工作。同时有老师或监督小分队对项目进行督导，必要时可根据项目进展情况、现场反馈等信息对项目计划进行适当的调整。

（7）计划完成：小组成员完成收尾工作，并对活动进行总结。

活动结束后，应打扫、整理活动现场，清点物资、检查设施设备。同时应对项目实施情况进行全面总结，为后续口腔健康教育与促进计划的制订与执行提供经验教训。

（8）随访跟踪：活动结束后，持续随访活动对象以评估活动效果。

活动结束后，应对项目最终目标、阶段目标及子目标进行随访跟踪，同时结合项目执行过程中督导情况，完成针对本次口腔健康教育活动的评价。

【操作要点】

1. 确定并了解目标受众人群是所有口腔健康教育与促进计划的第一步，也是最重要的一步。在开始制订计划前，务必明确受众人群及其特点。

2. 处于不同发展阶段、具有不同认知能力的受众人群应采取针对性、适宜的行为模型。建议在开始制订计划前收集一定的基线数据，以便选择适宜性更高的行为模型。

3. 不管是在学校还是在社区举办口腔健康教育与促进活动，都需要得到相关部门的许可和支持。因此在制订计划时，需要与学校 / 社区的相关负责部门沟通，以保证计划得以顺利实施。

4. 口腔健康教育与促进计划的评价是贯穿整个计划制订、实施、完成的全过程，因此建议设置专门的质量控制人员或部门对计划进行全程监管。

【考核要点】

1. 根据 PPM 步骤设计一份口腔健康教育项目的计划

（1）项目最终目标、次级目标切实可行，符合目标人群的需求；

（2）项目次级目标、行为及环境子目标具有可实现性、可测量性、时间性；

（3）项目的主要策略及具体实施方案具有可靠性、可行性、有效性；

（4）项目的评价机制完善，评价指标和标准具有代表性和可靠性；

（5）项目计划围绕社会诊断提出的主要健康问题开展，并切实解决了所提出的问题；

（6）计划书逻辑清晰、表达清楚，课堂汇报条理清晰。

2. 前往社区或学校完成一次口腔健康教育活动

（1）活动目标符合目标人群主要需求，切实可行；

（2）活动场地选择恰当，满足活动需要；

（3）活动准备充分，设计创新，充分利用了海报、幻灯、视频、教具等多种形式；

（4）活动进展顺利，现场秩序良好，应急预案完善，无突发事件发生；

（5）活动结束后活动现场整洁，活动总结及时、全面；

（6）评价机制完善，随访跟踪显示活动收效显著。

【总结与展望】

第四次全国口腔健康流行病学调查结果显示，龋病和牙周病仍然是影响中国人口腔健康的主要疾病。近年来中国政府出台了一系列以口腔健康促进为重点的卫生政策，其核心思想是实现口腔疾病管理从以治疗为中心向以预防为主的模式转变。

2016 年 10 月，中国共产党中央委员会和国务院发布了《健康中国 2030 规划纲要》，强调了未来 15 年健康中国的发展目标，包括提高国家健康水平、控制主要风险因素、提高卫生服务能力、扩大卫生产业规模、完善医疗卫生服务体系等。为全面落实“健康中国 2030”规划，中国政府出台了一系列文件指导相关工作的开展，其中多次提到了口腔健康教育与促进相关工作的开展。

2016 年 10 月 20 日，国家卫生计生委办公厅印发了《国家慢性病综合防控示范区建设管理办法》，要求在所有小学和幼儿园开展口腔健康教育，并对儿童和其他高危人群采取如局部用氟、窝沟封闭等干预措施。

2016 年 12 月，国务院发布了“十三五卫生与健康规划”。规划指出，2016—2020 年口腔健康促进的主要任务集中在以下 4 方面：①将口腔健康检查作为常规体检的一部分；②将对口腔疾病易感人群的干预纳入慢性病综合预防方案；③倡导健康的生活方式，即“三减三健”（减盐、减油、减糖；健康口腔、健康体重、健康骨骼）；④加快口腔卫生相关产业的发展，以满足人们日益增长的口腔健康需求。

2017 年 1 月 22 日，国务院办公厅印发《中国防治慢性病中长期规划（2017—2025 年）》，强调了包括口腔疾病在内的需要采取具体预防措施的 5 种主要慢性疾病。规划提出要促进口腔健康教育在幼儿园、小学和中学的开展。

2019 年 1 月 31 日，国家卫生健康委办公厅印发《健康口腔行动方案（2019—2025 年）》，明确了“坚持以人民健康为中心，坚持预防为主、防治结合、突出重点、统筹资源，以提高群众口腔健康水平为根本，以健康知识普及和健康技能培养为基础，以口腔疾病防治适宜技术推广为手段，以完善口腔卫生服务体系为支撑”

的指导思想，提出了口腔健康行为普及行动、口腔健康管理优化行动、口腔健康能力提升行动、口腔健康产业发展行动4项具体行动。方案要求，加强口腔健康教育，以“全国爱牙日”“全民健康生活方式行动日”等健康主题宣传日为契机，开展覆盖全人群、全生命周期的口腔健康教育。

以上政策标志着中国政府促进口腔健康的决心。作为上游预防战略的一部分，口腔健康教育在提升我国口腔健康水平，建设健康中国的进程中，具有不可替代的重要意义。为全面落实《健康中国2030规划纲要》《健康口腔行动方案（2019—2025年）》等各项政策，诸多全国口腔健康教育项目陆续开展。

2016年12月15日，全国儿童口腔疾病综合干预国家项目办设立的“口腔健康教育强化推广试点项目”在山西启动。项目旨在加强口腔健康教育使之规范化、精准化，主要内容包括发放“健康口腔并从保护牙齿开始”口腔健康宣传折页、举办口腔健康教育课；开展不同形式的口腔健康教育活动等。项目试点工作将在北京市、山西省等15个省市开展，后期将结合试点经验计划在全国推广。

2017年2月28日，由全国儿童口腔疾病综合干预项目办公室、中国牙病防治基金会、中华口腔医学会主办的“规范化学校儿童口腔健康教育现场示范及培训”在上海召开，以规范15个试点省份的学校口腔健康教育工作。

2018年9月，由全国儿童口腔疾病综合干预项目办公室与中华口腔医学会主办的“健康口腔助成长”儿童口腔健康教育推广活动在北京启动。该活动旨在通过生动有趣的教材和创新的教育方式，为30个省市110万名小学生开展系统的、规范的口腔健康强化教育，提高儿童口腔保健意识，改善儿童口腔健康状况。

2019年，中国牙病防治基金会联合多公司发起了“关爱儿童及家庭口腔健康计划”，旨在有效宣传口腔健康知识，培养儿童良好的口腔保健习惯，促进建立儿童及家庭口腔健康档案，提升全民口腔健康意识及水平。

口腔健康是人类全身健康的不可缺少的重要组成部分，是对居民身心健康、国家文明水平的重要反映。从第四次全国口腔健康流行病学调查结果来看，我国口腔健康状况仍面临一定的挑战，这也对我国的口腔健康教育与促进提出了更高的要求。我们应抓住这一机遇，在政府及各级部门、企业、口腔从业人员等多方的共同努力下，加强口腔健康教育与促进项目的推进与开展，以期实现“健康中国2030”的目标，保障全民口腔健康。

（程　立）

参考文献

1. 程倩,吴红崑 . 人口老龄化及口腔健康对策 . 国际口腔医学杂志,2012,39(02):184-186.
2. 冯希平 . 口腔预防医学 . 7 版 . 北京:人民卫生出版社,2020.
3. 秦立芳,刘冬梅,王军荣 . 社区口腔健康促进模式构建和发展策略探讨 . 中华健康管理学杂志,2011,(06):391.
4. 中国国务院 . 健康中国 2030 规划纲要,2017.
5. 中国国务院 . “十三五”卫生规划蓝图,2017.
6. 中国国务院办公厅 . 中国防治慢性病中长期规划(2017—2025 年),2017.
7. 中华人民共和国国家卫生健康委员会办公厅 . 国家慢性病综合防控示范区建设管理办法,2017.
8. 中华人民共和国国家卫生健康委员会办公厅 . 健康口腔行动方案(2019—2025 年),2019.
9. BRUKIENE V,ALEKSEJUNIENE J. Theory-based oral health education in adolescents. Stomatologija,2010,12(1):3-9.
10. BUSCH V,LANINGA W L,SCHRIJVERS A J P,et al. Associations of health behaviors,school performance and psychosocial problems in adolescents in The Netherlands. Health Promotion International,2017,32(2):280-291.
11. CROSBY R,NOAR S M. What is a planning model? An introduction to PRECEDE-PROCEED. Journal of Public Health Dentistry,2011,71 Suppl 1:S7-15.
12. DEKKER J,STAUDER A,PENEDO F J. Proposal for an update of the definition and scope of behavioral medicine. International Journal of Behavioral Medicine,2017,24(1):1-4.
13. GHAFFARI M,RAKHSHANDEROU S,RAMEZANKHANI A,et al. Oral Health Education and Promotion Programmes:Meta-Analysis of 17-Year Intervention. International Journal of Dental Hygiene,2018,16(1):59-67.
14. HARRIS,NORMAN O. Primary Preventive Dentistry. 8th ed. British Library Cataloguing-in-Publication Data,2013.
15. Hu D Y,Hong X,Li X. Oral health in China--trends and challenges. International Journal of Oral Science,2011,3(1):7-12.
16. KOPP S L,RAMSEIER C A,RATKA-KRÜGER P,et al. 2017. Motivational interviewing as an adjunct to periodontal therapy—a systematic review. Front Psychology,2017,8:279.
17. MCGRATH C. Behavioral Sciences in the Promotion of Oral Health. Journal of Dental Research,2019,98(13):1418-1424.
18. ZHOU X,XU X,LI J,et,al. Oral health in China:from vision to action. International Journal of Oral Science,2018,10(1):1.